Kraftvoll fragen – Befreit leben

Beate Nimsky

Kraftvoll fragen – Befreit leben

Wie du mit offenen Fragen deine Gegenwart und Zukunft neu gestaltest

FSC
www.fsc.org
MIX
Papier aus verantwortungsvollen Quellen
Paper from responsible sources
FSC® C105338

Bibliografische Information der Deutschen Nationalbibliothek:
Die Deutsche Nationalbibliothek verzeichnet diese Publikation in der Deutschen Nationalbibliografie; detaillierte bibliografische Daten sind im Internet über http://dnb.d-nb.de abrufbar.

Coverillustration: rvika © 123RF.com

Umschlaggestaltung, Herstellung und Verlag:
BoD - Books on Demand

ISBN: 978-3-7448-4543-4

Inhaltsverzeichnis

1 Die Magie des Fragens

Wir bekommen ein weiteres Großprojekt! Ich liebe diese Herausforderung. Doch etwas in meinem Nacken versteift sich. Der Terminkalender ist voll mit diversen Aufträgen: Coachings, Seminare, Strategietagungen moderieren. Eigentlich ist es ein gutes Gefühl. So viel Abwechslung und spannende Themen in meinem Leben: Menschen kennenlernen, sie begleiten, anleiten, weiterbringen, neu denken, neue Perspektiven, Probleme sich lösen sehen, Erfolge gemeinsam kreieren.

Und nun das neue Großprojekt. Wir begleiten eine Unternehmensfusion und haben die verantwortungsvolle Aufgabe, die Vorstände bei der Auswahl aus achtzig Führungskräften zu unterstützen, diejenigen auszuwählen, die das neue Unternehmen mitgestalten sollen. Meine Kapazitäten sind angesprochen, dieses Projekt liegt mir! Und dennoch, eines Tages, im Laufe dieser dicht getakteten Präsenzzeiten, den Hunderten von Kilometern auf der Autobahn, dem ständigen Koffer ein-, aus- und wieder einpacken, bin ich erschöpft und habe die Nase voll.

Die mir lieb gewordene, oft mehrstündige Zeit am Morgen mit Fitnessübungen, Meditation, grünem Tee und kostbaren Gesprächen mit meinem Mann war auf ein Minimum von zwanzig Minuten zusammengeschrumpft, oder fiel ganz unter den Tisch, also unter meinen Schreibtisch, auf dem sich hohe Stapel von Unterlagen und Büchern gegenseitig Halt geben.

Ich spüre, dass mein Limit erreicht ist. Das, was mir bisher Freude bereitet hat, wird zur Belastung. Was tun? Die Termine sind geplant. Bis zum Jahresende ist keine Pause in Sicht. Ich stehe morgens und abends im Bad, in welchem auch immer, schließe die Augen und frage mich laut: „Was kann ich anders machen? Was kann ich hinzunehmen, was kann ich weglassen, damit es mir wieder mehr Spaß macht?" Eigentlich liebe ich doch die Arbeit mit Menschen und dem Bewusstsein!

In meinem Posteingang erscheint eine E-Mail von Access Consciousness. Wahrscheinlich bin ich da mal auf deren Website gelandet und habe meine Adresse hinterlassen. Klingt interessant. Keine Zeit zum Lesen. Ich lege in meinem Mail-Programm einen Ordner an und verschiebe die Nachricht dorthinein. Und noch weitere derartige. Ungelesen. Eines Tages kommt meine Schwester mit einem Artikel aus einem kleinen Gesundheitsjournal zu mir. „Lies mal. Ich war dort", sagt sie. „Ist total interessant. Access Bars von Access Consciousness." O.k., hab's verstanden. Wenn etwas sogar physisch auf dem Schreibtisch landet, nachdem ich wochenlang ins Universum hinein fragte, dann hat das etwas zu bedeuten. Mir wird bewusst, dass ich fragte und immer weiter gefragt hatte, wobei die Antwort bereits da war!

Meine innere Reise mit Access Consciousness beginnt. Innerlich und äußerlich. Dreißig Tage verbringe ich im Jahr 2015 in den Seminaren mit Gary Douglas und Dr. Dain Heer. Ich folge ihnen nach Australien, Neuseeland, Denver, Stockholm, Wien und Costa Rica. Hier absolviere ich den Certified Facilitator. Es hat mich gepackt. Nicht, dass der Zugang zum Bewusstsein für mich etwas Neues wäre, nein. Seit meinem Autounfall 1987 beschäftige ich mich intensiv mit dieser Welt des nicht Fassbaren. Obwohl es doch erlebbar ist, durch intensive energetische Erfahrungen und Erkenntnisse. Was mich fasziniert, ist die Leichtigkeit, mit der Gary und Dain uns Teilnehmern neue Möglichkeiten eröffnen.

Es ist das eigene Gefühl der Leichtigkeit, wenn sich nach Fragestellungen in mir etwas befreit. Und es ist die besondere Fähigkeit von Dain, mit den Energien des Körpers etwas zu bewegen, das nachhaltig bewegt.

Gary Douglas ist für mich der Meister des Fragenstellens. Seine Grundhaltung besteht darin, aus der Frage heraus zu leben. Die Frage an sich zu sein. Das hat mir nochmals eine völlig neue Dimension eröffnet, für die ich sehr dankbar bin.

So wird beim Fragen eine öffnende Kraft aufgerufen. Besonders, wenn wir nicht mit der Erwartungshaltung auf sofortige Antwort bereits wieder festgefahren sind. Ich war immer diejenige gewesen, die in meinem Leben sofort eine Antwort parat hatte oder haben wollte. Die Ungeduld, nicht sofort zu wissen, wie es weitergeht, ist jedoch die Bremse für das Sich-Zeigen von weiteren Möglichkeiten. Diese Ungeduld war auch der Auslöser von Druck und Stress, denn ich hatte einen hohen Anspruch an mich, Dinge zu lösen. – Doch nun kenne ich die Magie des Fragens.

Vieles hat sich seither für mich, in meiner Beziehung mit meinem Mann und bei meinem Geschäft verändert. Die Fragen und auch weitere Tools sind aus meinem und unserem Leben nicht mehr wegzudenken. Es ist ein stetiger Prozess, dessen Werden ich heute mit einer viel größeren Gelassenheit als jemals zuvor beobachte. Meine Lieblingsfrage: „Was ist sonst noch möglich?“, hilft in schwierigen emotionalen Situationen, eine andere Sichtweise kommen zu lassen, selbst wenn ich diese Frage nur im Geiste bewege. Meine Mitarbeiter frage ich häufig: „Was ist sonst noch möglich?“ Und tatsächlich, nach zwei bis drei Tagen kommen sie mit genialen Ideen, wie wir Abläufe verändern oder Vorhandenes besser nutzen können. In meinen Führungsseminaren ist diese Frage ständig präsent. Da hört man sie laut und klar und auffordernd. Das ging kürzlich so weit, dass ein Teilnehmer in einer Auseinandersetzung mit seinen Kollegen plötzlich sagte: „Also, Leute, was geht sonst noch?“ Hurra. Alle lachten. Es war ein neuer Anfang möglich.

So wünsche ich dir auch jetzt während des Lesens dieser Kapitel immer wieder neue Anfänge, neue Impulse, neue Möglichkeiten. In diesem Buch verbinde ich Erfahrungen aus meiner über 25-jährigen Beratungstätigkeit mit den Erkenntnissen, die ich durch die Ausbildung bei Gary Douglas und Dr. Dain Heer zum Access Consciousness Facilitator und vielen weiteren Seminaren und Telecalls mit ihnen gewonnen habe. Es sind Ansätze, die niemals vollständig sind.

Ich schreibe dieses Buch, da in fast allen Access-Bars-Ausbildungsseminaren gefragt wird: „Sag mal, wie kann man denn für den Alltag lernen, Fragen zu stellen?“ In weiterführenden Seminaren, wie zum Beispiel bei der Foundation, werden transformierende Fragen gestellt und in ausführlichen Teilnehmer-Unterlagen und Audio-Dateien bereitgestellt. Doch nicht jeder möchte bis zum nächsten Kurs warten, und hier kommen direkt im Anschluss jede Menge Fragen.

Nun, lass dich überraschen. Was ist sonst noch möglich?

2 Die Energie hinter den Fragen

Was wäre, wenn die Antwort zu einer von dir gestellten Frage von dir selbst empfangen werden kann? Vielleicht geschieht dies sofort, nachdem du gefragt hast, vielleicht etwas später. Was wäre, wenn dir die Antwort direkt oder indirekt gezeigt würde, durch eine Begegnung, ein Ereignis, einen Zufall? Dann fällt dir im wahrsten Sinne des Wortes etwas zu. Was wäre, wenn du durch Fragen dann eine unendliche Quelle an Möglichkeiten aufschließen könntest? Würdest du diese nutzen?

Was hat es also mit den Fragen auf sich?

Vielleicht schauen wir erst einmal grundsätzliche Fragestellungen an. Welche Form der Fragen gibt es?

Geschlossene Fragen: Auf geschlossene Fragen kann jemand mit Ja oder Nein antworten. „Hast du Hunger?" „Willst du ins Kino?" „Nimmst du den Mülleimer mit runter?" Hier geht es also nicht darum, mehr Informationen zu bekommen, sondern eher Zustimmung zu finden oder Ablehnung zu kassieren. Danach geht es dann vielleicht anders weiter. Also, solche Fragestellungen sind nicht sehr aufschlussreich, sondern eben final.

Nun zu den offenen Fragen. Ein Beispiel: Über mehrere Jahre hinweg habe ich einen Automobilzulieferanten mit mehreren Standorten in Deutschland und Österreich begleitet. Wenn es darum ging, in Mitarbeitergesprächen eine Situation zu klären, die schiefgelaufen war, kam immer zuerst: „Warum?" „Warum ist Ihnen das passiert?" „Warum haben Sie nicht früher darauf geachtet?" „Warum kommen Sie häufig zu spät?"

Wenn du jetzt in dich hinein spürst: Was machen diese Fragen mit dir? Was sind deine inneren Reaktionen darauf?

Diese Art der Fragen ist ja nicht nur im Berufsalltag ständig im Einsatz. Auch in Partnerschaften, Familien. „Warum hast du nicht gelernt?" „Warum trödelst du so herum?" „Warum hast du keine Zeit für mich?" „Warum hast du mich warten lassen?"

Der Fragende kann hier natürlich seinen Ärger, seine Enttäuschung, seine Ungeduld oder Wut hineinpacken. Das ist dann auch richtig zu fühlen. Und wenn wir diese Emotion spüren, die mit der Frage auf uns einprasselt, sagen wir dann die „Wahrheit"?

Und wenn wir selbst diese Fragen stellen, bekommen wir auf diese Fragen eine wirkliche, reale Antwort?

Es ist eine Form der Fragestellung, die in mir, bekomme ich sie gestellt, eine Rechtfertigungs-Reaktion hervorruft. Entweder werde ich intensiver, oder ärgerlich. Noch habe ich es selbst nicht ganz verinnerlicht, so wie Gary zu agieren. Bekommt er die Frage gestellt: „Warum machst du XYZ", dann ist seine Antwort: „Weil ich es kann." Oder: „Weil ich Lust darauf habe." Er lächelt dabei. Und Punkt.

Also, alle Fragestellungen mit warum, wieso, weshalb, wozu sind Nachforschungsfragen, die auf das Bedürfnis abzielen, eine Ursache zu finden. Häufig werden sie im Journalismus angewendet. In der technischen Welt von Total Quality Management, meistens von Toyota und seinem KAIZEN-Gedanken der ständigen Verbesserung aller Prozesse und Abläufe übernommen, ist es normal, danach zu fragen, warum ein Maschinenstillstand eingetreten oder zu viele Fehlteile produziert wurden. Mir wurde deshalb auch klar, dass die Führungskräfte genau diese Fragestellungen auch für ihre Mitarbeiter nutzten. Denn sie wollten ja hier auch eine Verbesserung. Nur, Menschen sind keine Prozesse, Maschinen, Abläufe. Und welche Energie entsteht mit dieser Art der Fragestellung? Lust auf Veränderung oder Frust, Distanz?

Auch wenn wir uns fragen: „Warum passiert mir das immer wieder?", „Warum gerate ich immer an die falsche Frau, den falschen Mann?", „Warum bin ich ständig krank?", „Warum reicht das Geld nie?", bekommen wir dann wirklich einen aufschlussreichen Hinweis? Diese Fragen führen doch eher dazu, sich selbst zu bemitleiden oder unter Druck zu setzen. Sich noch tiefer in die Emotionen sinken zu lassen, sich zu bewerten. So nach dem Motto: „Wie dumm kann ich nur sein." Es wird eher schwerer statt leichter.

Wirklich offene Fragen ermöglichen uns jedoch ein breites Spektrum von Antworten, die oft weiterführende Hinweise enthalten. Fragen, die uns weiterhelfen, beginnen meistens mit was, wie, wer, wo, welche.

- „Was könntest du dir vorstellen?"
- „Wie wäre ein wünschenswertes Ergebnis für dich?"
- „Wer könnte dabei helfen?"
- „Wo könnten wir die neuesten Informationen finden?"
- „Was kann die Situation verbessern?"
- „Was kann ich hier anders machen?"
- „Welche Möglichkeiten haben wir noch nicht entdeckt?"

Hier gehen nicht nur unsere Gedanken auf die Suche, sondern auch unser Unterbewusstsein hilft uns, zu finden. Und genau das ist es, was dann neue Möglichkeiten auftauchen lässt. Was wir dann aus diesen Möglichkeiten auswählen, steht wieder auf einem anderen Blatt.

Vor gut zehn Jahren hatte ich mehrfach die Gelegenheit, Vorträgen von Prof. Dr. Ulrich Warnke zu lauschen. Seine Art, Wissenschaftliches mit Geistigem zu verknüpfen, es lebendig zu machen, hat mich fasziniert. Ganz besonders blieben mir zwei Sätze im Gedächtnis: „Alles, was wir denken, jeder Gedanke ist instantan – also ohne jegliche Zeitverzögerung – im gesamten Universum vorhanden." Somit hat faktisch jeder Zugang zu unseren Gedanken und wir haben Zugang zu allen anderen Gedanken. Und: „Die Ergebnisse eines Forschungsversuches verändern sich je nach gedanklicher Erwartungshaltung des Forschers."

Womit wir bei den Erkenntnissen der Quantenphysik angelangt sind, die sich mit der Wechselwirkung kleinster Teilchen befasst. Aber keine Bange, tief werde ich jetzt da nicht einsteigen. Doch es soll zum Erkennen unserer unendlichen Möglichkeiten beitragen. In der Quantenphysik wurden Ergebnisse erzielt, die den bis dato gültigen Annahmen der Physik widersprachen. Auf kleinster Ebene sind Materie und Energie/Schwingung nicht mehr unterscheidbar. Dadurch besitzt das Bewusstsein maßgeblichen Einfluss auf Dinge und Abläufe, die wir bisher für unverrückbar hielten. Eine Erkenntnis aus der Quantenphysik ist, wenn ich etwas beobachte, verändere ich es mit meiner Aufmerksamkeit. So ähnlich wie Prof. Warnke es ausdrückte.

Gehen wir einmal von folgenden Grundannahmen aus:

- Alles ist mit allem verbunden.
- Alles ist Schwingung in unterschiedlichen Frequenzen.
- Bewusstsein erzeugt Realität.
- Energie folgt der Aufmerksamkeit.
- Wenn du deine Aufmerksamkeit auf etwas richtest, veränderst du es, d.h., wenn du die Art des Beobachtens veränderst, verändert sich auch das Beobachtete.

Was heißt das für uns?

Wenn du verschiedene Fragen zu einem Thema stellst, das dich beschäftigt, dann verändern sich sowohl das Thema als auch die Möglichkeiten, mit diesem Thema umzugehen. Das Thema an sich erscheint dann vielleicht nicht mehr so schwierig oder ausweglos. Vielleicht kommen in Träumen Hinweise. Oder es passieren die besagten Zufälle: Menschen, die du schon ewig nicht mehr gesehen hast, laufen dir über den Weg und machen eine Bemerkung, ein Anruf wie aus heiterem Himmel liefert Impulse, dein Blick fällt auf eine Anzeige oder ein Plakat mit einem Stichwort, das dir weiterhilft und vieles mehr. Denn sowohl unsere Gedanken als auch unser Unterbewusstsein sind mit allen Informationen, die existieren, energetisch verbunden. Stellst du vollkommen offene Fragen – „Was ist sonst noch möglich?" –, dann wirken diese wie Einladungen, dir ein Buffet an Möglichkeiten zu präsentieren. Jetzt liegt es an dir, diese wahrzunehmen und daraus zu wählen.

Als wir, Martin und ich, uns ein gemeinsames Haus wünschten, schaute ich jedes Wochenende in der Zeitung nach Grundstücken oder Häusern. Wir wollten einen Raum erschaffen, in dem wir sowohl miteinander leben als auch mit unseren Klienten und

Mitarbeitern arbeiten konnten. Das war die einzige Vorstellung, die wir hatten. Wir fuhren zu vielen Objekten und Plätzen. Eines Tages sagte Martin: „So finden wir das nicht." Ich: „Wie dann? Was können wir noch unternehmen?" Er: „Dem Zufall vertrauen. Wir wissen, wie wir leben wollen. Also werden wir es finden oder es wird uns finden. Wir brauchen nur in der Frage zu sein: Was ist der beste Platz für uns?"

Um die exakten Farben eines neuen Prospektes anzuschauen, den ich drucken lassen wollte, fuhr ich in eine Reprodruckerei außerhalb unseres damaligen Wohnortes. Mein Navi leitete mich über Hügel und Wiesen am Waldrand entlang in ein kleines Bergdorf namens Ehrstädt. Von der Landschaft fasziniert, fragte ich in der Druckerei nach, ob es hier irgendwo noch Grundstücke gäbe. Der Rest ist Geschichte. Seit 2005 leben wir in unserem ökologisch erbauten Haus am Waldrand und freuen uns über Menschen, die aus allen Himmelsrichtungen zu uns kommen.

Mit Fragen eröffnen sich Möglichkeiten. Mit jeder Wahl, die du aus diesen Möglichkeiten wählst, gewinnst du neue Erkenntnis. Daher gibt es nicht die richtige oder falsche Wahl. Es gibt eine Wahl, die sich im Moment stimmig oder nicht stimmig anfühlt. Und daraus entwickeln sich Erkenntnisse. Diese erweitern unsere Wahrnehmungsfähigkeit. Und erweiterte Wahrnehmungsfähigkeit öffnet uns das Tor zum Bewusstsein.

Was ist es, was du willst? Bewusst sein?

Wenn du dich jetzt mit den folgenden Kapiteln und den darin formulierten Fragen beschäftigst, möchte ich dich einladen, zusätzlich deine eigenen Fragen zu kreieren.

Du findest Fragen, die du vielleicht selbst spontan beantwortest. Es wird auch Fragen geben, zu denen du viele Notizen machen kannst. Denn sie sind auch als Einladung dafür gedacht, dass du Klarheit für dich in deinen Gedanken oder Vorstellungen erlangst. Und es warten viele „transformierende Fragen“ auf dich. Das ist die Art der Formulierung, die bei Access Consciousness verwendet wird. Es geht dabei eigentlich nie um das vordergründige Problem oder Thema. Diese Form der Fragestellung beabsichtigt, die Energie hinter oder unterhalb eines Themas aufzurufen, worum es wahrscheinlich auf einer tieferen Ebene geht. Also immer, wenn du die Formulierung liest: „Welche Energie, welcher Raum und welches Bewusstsein kannst du sein, um ...“, dann brauchst du dies kognitiv nicht unbedingt genau erfassen. Diese Frage – und alle anderen „transformierenden Fragen“- sind so gewählt, um den logischen Verstand zu umgehen und dein Unterbewusstsein einzuladen, auf Entdeckungsreise zu gehen. Was wird es dir wohl bringen?

Du wirst ebenso nach diesen transformierenden Fragen die Formulierung finden: Bist du bereit, das zu zerstören und zu unkreieren? Das fragt dich nach deiner inneren Bereitschaft, tatsächlich unbewusste Energien loszulassen, die möglicherweise ein Hindernis auf deinem jetzigen Weg darstellen. Vielleicht wunderst du dich über den Begriff „unkreieren“. Alles, was wir bewusst oder unbewusst erdenken, ist eine Kreation. Wir erschaffen etwas. Und mit diesem Begriff wollen wir das früher Erschaffene ungeschehen machen, um für die Gegenwart und Zukunft wieder frei zu sein. Stell dir vor, du hattest mit einem Bleistift auf einem weißen Blatt Papier etwas aufgeschrieben oder gemalt. Nun nimmst du den Radiergummi und radierst es aus. Was bleibt? Ein weißes Blatt, das neu beschrieben werden kann. Was wirst du jetzt wohl bewusst neu schreiben?

3 Selbstbestimmt oder fremdbestimmt

Lass uns zu Beginn mit dem anfangen, was das Wichtigste auf der Welt ist. Das bist du. Du bist ein unendliches, wunderbares Wesen, das viel mehr an Wissen und Weisheit in sich trägt, als du erahnst. Was wäre, wenn du wüsstest, dass du nie verlieren kannst? Wie fühlt sich das an?

Was wäre, wenn du wüsstest, dass du jederzeit, zu jeder Sekunde die Wahl hast, in dein Leben das einzuladen, was du möchtest? Ich höre, wie du vielleicht so etwas denkst wie „JA, ABER mein Mann, meine Kinder, mein Job, meine finanzielle Situation …" Ja, aber. Dieses „aber" beraubt dich aller Möglichkeiten. „Ja" drückt in dem Falle vielleicht aus – schön wäre es, oder ich würde gerne – und das „Aber" suggeriert das nicht Machbare, Unvorstellbare. Mit dem Wörtchen „aber" zerstörst du dir selbst alle Möglichkeiten.

Was wäre, wenn du wüsstest, dass mehr als 90 % deiner Gedanken nicht wirklich von dir selbst stammen? Was wäre, wenn diese Gedanken überlieferte Muster sind? Überliefert durch Generationen und dadurch immer und immer wiederholt, aufgeladen mit Energie deiner Vorfahren, die so mehr und mehr zu einer Realität geworden ist? Was wäre, wenn diese Gedanken einfach nur verdichtete, veraltete mentale Strukturen kollektiver Energiefelder sind, in die man sich unbewusst immer wieder einloggt, weil es eben „normal" ist, so zu denken?

Welche Fragen hast du bisher nicht gestellt? Fragen, die deine Gedanken in eine neue Richtung und dein Bewusstsein in eine erweiterte Dimension lenken könnten? Denn wenn du diese

Fragen stellst, erlaubst du dir, das Leben zu erschaffen, das du dir wünschst.

Was ist es, was du dir wünschst? Worauf könntest du so hungrig sein, dass du alles unternehmen würdest, um es zu realisieren?

Fällt dir spontan etwas dazu ein? Ich kenne viele Menschen, die darauf antworten: „Ich will das XY nicht mehr." „Ich will nicht mehr rauchen." „Ich will nicht so viel Fett auf den Rippen haben." „Ich will keine Schulden mehr haben." „Ich will nicht mehr in der Firma gemobbt werden." „Ich habe Angst, meinen Partner/meine Partnerin zu verlieren." „Ich habe Angst, dass ich krank werde, so wie das in meiner Familie ist."

Worauf ist also der Fokus gerichtet? Auf das, was nicht mehr sein soll. Und das, worauf der Fokus sich richtet, also deine geistige Kraft sich ausrichtet, das bekommt Energie. Diese Energie bewirkt, dass genau das immer mehr wird. Es ist eine Intensivierung der Schöpfungskraft, so lange, bis es real wird. Dies kommt der sich selbst erfüllenden negativen Prophezeiung gleich. „Siehst du, ich hab's ja gesagt, dass ich das nicht schaffe ..." Es ist also egal, ob du daran glaubst, dass du etwas erreichst, oder ob du daran glaubst, dass du etwas nicht erreichst. Du wirst immer recht behalten. Und wenn du gegen etwas gerichtet denkst, das auf diese Weise entfernt werden soll, kann dies nicht funktionieren.

Also, lass uns nicht länger warten. Wenn du magst, beginne jetzt mit der neuen Ausrichtung deiner Geisteskraft und lade deine Kreativität dazu ein. Beginne jetzt, in die Selbstbestimmung zu gehen unabhängig davon, wo du herkommst, unabhängig davon, ob dein bisheriges Umfeld schwierig war, dich unterstützt oder gebremst hat. Es spielt keine Rolle. Du kannst jetzt und jeden Tag aufs Neue beginnen, herauszufinden, was du möchtest, wie du leben möchtest, was du ausprobieren möchtest.

Was könnte dich daran hindern? Dass du noch nicht weißt, was genau du willst? Dass du noch nicht weißt, wie genau es geht? Auch die Ansicht, dass man erst genau wissen muss, wie etwas geht, bevor man überhaupt damit beginnt, ist ein kollektives Muster, das dich somit fremdbestimmt. Es erlaubt nicht, Fehler zu machen. Es erlaubt nicht, dich auszuprobieren und darüber etwas Großartiges und Neues zu entdecken. Es ist die Fremdbestimmung, die dich versucht, kleinzuhalten, in der Normalität zu halten. „Mach nur das, was alle anderen machen, damit du nicht auffällst."

Wann hast du Lust, dich selbst zu bestimmen? Wann hast du Lust, zu erkennen, welche wunderbaren Fähigkeiten in dir stecken? Wann hast du Lust, das Geschenk, das du bist, in die Welt zu bringen?

Ist jetzt die Zeit?

Vielleicht schreibst du alles auf, was dir jetzt einfällt:

> *Welche Fragen hast du dir bisher nicht erlaubt zu stellen, denn wenn du sie stellen würdest, würde es dir erlauben, das Leben zu kreieren, das du dir wünschst?*

Was auch immer dir jetzt in den Sinn kommt, schreibe es auf. Es gibt kein richtig und falsch und kein gut und schlecht. Es gibt nur den Moment und das, was dir gerade durch den Kopf geht. Lass es einfach so stehen. Mache gar nichts damit. Erlaube dir einfach, Fragen zu stellen.

Es ist eine Kunst, einfach eine Frage zu stellen und nicht sofort etwas damit zu machen oder gleich eine Antwort darauf zu finden. Wenn die Beantwortung wesentlich wird, dann wird diese kommen.

Was ist sonst noch möglich?

4 Bewerten, werten und vergleichen

Bewerten, werten, vergleichen sind einschränkende Angewohnheiten. Damit können wir allem, was wir sehen, hören, irgendwie mitbekommen, automatisch ein klebriges Etikett verpassen. Wie viele derartige Labels erstellen wir wohl an einem Tag? Das ist gut, das ist schlecht, das ist richtig, das ist falsch, das ist zu groß, das ist zu dick, der ist aber doof, die macht aber ein dummes Gesicht, das ist eine blöde Antwort, das ist genial, das ist megacool, das ist super. Egal wie wir es nennen, es sind alles Wertungen. Was macht das mit uns? Was macht das ganz konkret mit dir?

Bist du bereit für ein Experiment? O.k. Spür mal rein, wie es sich anfühlt, wenn du denkst: „Das ist ein Idiot." „Das ist absolut falsch, was sie da sagt." „Die Situation ist so dermaßen daneben …"

Was macht das mit dir? Fühlt sich das leicht an? Oder fühlt sich das schwer an? Oder neutral? Frei? Oder eng?

Mit welchem Gefühl fühlst du dich wohler? Und was könnte helfen, aus diesem Bewertungsschema herauszukommen?

▷ Transformierende Frage:

Alles, was du diesbezüglich unbewusst in dir verankert hast, was du als Gewohnheit übernommen hast und weiterführst, anstatt zu betrachten, was ist, bist Du bereit, das zu zerstören und zu unkreieren? Ja?

Eine große Hilfe war und ist für mich, die Ursache von Bewertungen und Wertungen zu erkennen. Womit fängt es eigentlich an, dass wir werten?

Es ist eine Abfolge von mehreren unbewussten Gedankenmustern, die sehr schnell, in Bruchteilen von Sekunden, in unserem Gehirn und in unserer Gefühlswelt durchrauschen. Der Loop stellt sich häufig wie folgt dar:

Wir haben bezüglich eines Themas, einer Sache, einer Situation oder einer Reaktion einer Person ein bestimmtes Bild im Kopf. Eine Vorstellung, wie es zu sein hat. So und nicht anders. Diese Vorstellung projizieren wir auf die andere Person und stellen uns bereits vor, wie sie reagieren soll. Also sagen wir mal, du hast ein Bild im Kopf, wie es an Weihnachten ablaufen soll. Du stellst dir u.a. vor, dass dein Partner beispielsweise rechtzeitig vor dem Abendessen die Weinflasche öffnet, damit dieser extra für das Fest ausgesuchte Rotwein genügend Zeit hat zum Atmen. Es ist für dich selbstverständlich, dass er das macht. Das ist doch normal, dass man das so macht. So denkst du auch gar nicht daran, diese deine Vorstellung kundzutun. Du erwartest das einfach von ihm. Als Mann hast du eventuell eine ähnliche Erwartung an sie, auch unausgesprochen.

Also, was läuft da gerade:

Vorstellung: Der Wein ist rechtzeitig geöffnet und steht dekantiert bereit. Projektion: Es ist normal, dass man das rechtzeitig vorher macht und dass Mann das macht. Erwartung: Er weiß ja, was ich will, also wird er es machen.

Ups. Hat nicht funktioniert. Der Wein ist noch geschlossen. Die Gäste sind schon da. Das Essen wird aufgetragen.

Was passiert jetzt? Durch die Ent-Täuschung – also deine Täuschung, dass es so läuft, wie du es dir vorgestellt hattest, beginnt die Bewertung. „So was Blödes. Da hätte er doch dran denken können." Und dadurch, dass diese Bewertung innerlich stattfindet oder vielleicht auch hinter geschlossenen Türen verbal in der Küche, passiert häufig eine Ablehnung gepaart mit einem energetischen Rückzug. Also eine innere Distanz, die sich auf die Stimmung schlägt. Und im schlechtesten Fall auf die aller Anwesenden.

Und dies ist nur ein kleines Beispiel dafür, was oft geschieht. Persönliche Beziehungen sind ein Paradeplatz für Wertungen. Oder in Unternehmen zwischen Führungskräften und Mitarbeitern, oder untereinander. Führungskräfte haben Erwartungshaltungen an Mitarbeiter, weil bestimmte Dinge für sie normal sind. Doch werden diese Erwartungen oft gar nicht ausgesprochen, weil sie „normal" zu sein scheinen. Und hinterher kommen die verärgerten Gespräche, weil etwas nicht so gelaufen ist, wie man sich das vorgestellt hatte. Aber was ist schon normal? Für wen? Und dazu noch bei mehreren Generationen in einem Unternehmen, die unterschiedliche Denk-Grundlagen mitbringen. Menschen bewerten Menschen, weil diese etwas anders machen, als sie es selbst machen würden. Und wenn jemand ein geringes Selbstwertgefühl besitzt, dann bewertet er sich selbst, weil er nicht den Erwartungen der anderen entspricht. Noch dramatischer kann dies zwischen unterschiedlichen Kulturen werden, da hier noch tiefer greifende Werte, Einprägungen und Rituale eine Rolle spielen.

Zur Verdeutlichung kommt hier der Loop in Kurzform:

Vorstellung, Projektion, Erwartung, Bewertung, Ablehnung, die sich in Distanz und Rückzug oder auch in emotionalen Ausbrüchen ausdrücken können, offener Streit oder Dienst nach Vorschrift ...

Manchmal kann sich auch die Reihenfolge der inneren Befindlichkeiten verändern. Es kann auch sein, dass nach einer nicht erfüllten Erwartung zunächst innerlich eine Ablehnung aufkommt. Dann folgt erst die bewusste Bewertung, die sich möglicherweise in einem Schimpfen ausdrückt oder Meckern, nach dem Motto: „Nie machst du das ...", oder: „Immer, wenn ich was von dir will, dann ...", oder so ähnlich. Und erst dann kommt Distanz oder Rückzug.

Wenn du das liest, was geht dir da durch den Kopf? Kommt dir etwas bekannt vor?

Eigentlich ist es doch erstaunlich, was wir alles inszenieren, um uns aneinander zu reiben, einen kurzzeitigen Lustgewinn oder eine gewisse Erleichterung zu erhoffen, doch wahrscheinlich nur für einen hohen Preis. Auf jeden Fall verlieren wir dabei Lebensenergie und fallen aus der Freude.

Also immer, wenn du innerlich anfängst zu bewerten oder gar eine Ablehnung spürst, dann kannst du diese Kette durchgehen und herausfinden, welche Vorstellungen du in die Welt bringst, ohne darüber zu reden. Denn ein Schlüssel ist auch: „Sage, was du möchtest, damit du es auch bekommen kannst. Keiner kann erahnen, was in deinem Kopf vor sich geht."

Du kannst dich also fragen:

- Was ist die Ursache meiner Wertung in Bezug auf andere? Welche Erwartung habe ich nicht ausgesprochen?
- Was hält mich davon ab, das als Wunsch auszusprechen, was ich wirklich will?
- Was könnte ich beim nächsten Mal anders machen, das mir hilft, nicht in die Ablehnung, den Rückzug oder die Emotionen zu gehen?
- Welchen Erwartungen anderer will ich nachkommen? Will ich das wirklich, oder passe ich mich dadurch an, obwohl ich es nicht will?
- An wen habe ich unausgesprochene Erwartungen oder scheinbar unbequeme Wünsche? Was möchte ich eigentlich, welche sexuellen Bedürfnisse sind da, oder Wünsche nach Aufmerksamkeit oder Anerkennung, oder was sonst?
- Welche Frage könnte mir helfen, mich unmittelbar aus Bewertungen herauszuholen?

▷ Transformierende Fragen:

Wie vital, real und wichtig hast du deine Wertungen, deinen Rückzug und deine Ablehnung gemacht, dass diese für dich realer sind als die Fähigkeit deiner inneren Wahrnehmung? Alles, was das ist, bist Du bereit, das zu zerstören und zu unkreieren? Ja?

Wie oft gehst du von deinen Projektionen und Erwartungen, die auf deinen Erfahrungen basieren, in die Ablehnung und die Wertung, anstatt dir selbst zu sagen: O.k., was geht hier wirklich vor sich und was ist hier anders, als ich denke, dass es wahr ist? Alles, was das ist, bist Du bereit, das zu zerstören und zu unkreieren? Ja?

Wie viele Erwartungen und Projektionen nutzt du, um sicherzustellen, dass du werten kannst und keinen Erfolg produzierst? Alles, was das ist, bist Du bereit, das zu zerstören und zu unkreieren? Ja?

Wie viele Projektionen und Erwartungen kreierst du, um sicherzustellen, dass du in die Gesellschaft hineinpasst, das dich daran hindert, Wahrnehmung und Bewusstsein zu haben? Alles, was das ist, bist Du bereit, das zu zerstören und zu unkreieren? Ja?

Was hast du so vital und real an Projektionen, Erwartungen, Wertungen, Ablehnung und Distanz gemacht, das dich daran hindert, das für dich lebendige Leben zu wählen, denn während du Projektionen, Erwartungen, Wertungen, Ablehnung und Distanz spielst, hast du alle Möglichkeiten eliminiert außer diesen? Alles, was das ist, bist Du bereit, das zu zerstören und zu unkreieren? Ja?

Wie sonst kannst du loslassen? Vielleicht, indem du eine Haltung einnimmst, die dich von vornherein davon abhält, in eine Vorstellung oder in eine Wertung hineinzugeraten? Leben und Denken im Hier und Jetzt?

Wir können es wie eine meditative ZEN-Praktik betrachten: Wann immer du denkst, du weißt etwas, lässt du es los. Wann immer du dir einer Sache sicher bist, lässt du es los. Wann immer du jemanden bewertest, lässt du es los. Wann immer du dich selbst bewertest, lässt du es los.

Wenn du es, wie im ZEN praktiziert, nicht einfach nur loslassen kannst, dann kannst du es dadurch ersetzen: „Interessante Ansicht, dass ich diese Ansicht habe."

Das Resultat daraus ist, dass man sich durch die Erinnerung an die „interessante Ansicht" in die Lage versetzt, die Situation oder die Dinge aus einer anderen Perspektive zu betrachten. Immer, wenn man innerlich auf etwas besteht oder fest wird, oder sich sicher ist, dass man sich sicher ist, hilft das, neu hinzuschauen, als wüsste man nichts. Und daraus entstehen neue Möglichkeiten. Türen öffnen sich. Ein römischer Philosoph sagte dereinst: „scio, nescio". Das bedeutet: „Ich weiß, dass ich nichts weiß." Das war seine Lebenshaltung.

Um was geht es also? Wenn wir diese Fragen und das Loslassen kontinuierlich praktizieren, sind wir in allen Lebensbereichen weniger gestresst. Wenn wir realisieren, dass wir nie wirklich alles kognitiv wissen können, kommen wir in einen neuen Raum:

- Wir brauchen uns nicht zu ärgern, wenn sich jemand verhält, wie wir es nicht mögen.
- Wir brauchen keine Angst zu haben, wenn die Dinge sich nicht so entwickeln, wie wir sie ursprünglich vor Augen hatten oder gehofft haben.
- Wir brauchen nicht alle Antworten zu haben. Wir können stattdessen in der Neugier sein und viele Fragen stellen.
- Wir brauchen nicht in einen intensiven Krieg von „Ich habe Recht" mit allen um uns herum zu ziehen.
- Wir beginnen, sukzessive andere Menschen nicht mehr zu bewerten. So können wir uns für das öffnen, was sie sind, und gute Beziehungen haben.

- Wir brauchen nicht alles zu kontrollieren. Stattdessen können wir hilfreiche Unterstützung geben, ohne das Ergebnis kontrollieren zu wollen.

Der Vorteil von der Nutzung dieser offenen Fragen und der Haltung, etwas über „interessante Ansicht" loszulassen, ist eine höhere Gelassenheit allen Geschehnissen gegenüber. Wir können immer noch unser Bestes geben, jedoch nicht völlig gestresst werden, wenn die Dinge nicht dem geplanten eigenen Weg entsprechen. Wir sind hierdurch frei, anderen Möglichkeiten die Tür zu öffnen, die wir sonst nicht in der Lage sind, wahrzunehmen.

In dieser Haltung stellt sich ein Unbelastet-Sein ein. Ich merke beispielsweise, dass ich sehr geschäftig und beschäftigt sein kann, jedoch dass mich dieses Eingebunden-Sein in mein Business nicht mehr belastet. Ich kann heute mit Dingen, die sich anders entwickeln, besser umgehen und bin nicht mehr betrübt, dass es sich anders ergibt. Das sind Konditionierungen von Wertungen, denen wir normalerweise unterliegen, etwa wie: geschäftlich viel arbeiten müssen, Dinge müssen so gehen, wie vorgestellt, etc. Wenn wir dahinter schauen und neue eigene Gedanken zu den Situationen erfinden, dann kommen wir aus den gesellschaftlichen Konditionierungen heraus. Diese sind es, die die ursprünglichen Probleme hervorriefen.

Und hieraus entstehen auch die Vergleiche, die uns ebenfalls in Wertungen fixieren. „Welche Körpergröße hast du? Und wie viel wiegst du?" Dann finde mal auf der Tabelle dein ideales Gewicht. Ein Vergleich, der nicht in allen Fällen förderlich für das Gemüt ausfällt. Wozu Vergleiche? Wir sind 7,5 Milliarden Menschen auf dieser Erde. Und niemand gleicht einem anderen Menschen vollständig. Vergleiche dienen dazu, dich gleich zu machen. Wozu? Nur um zu sehen, ob du besser, schlechter, weiser, gesünder, schneller oder zumindest genau so fit wie jemand anderer bist? Du bist einzigartig. Du bist einzigartig. Du bist so wunderbar einzigartig. Was wäre, wenn du dir erlaubst, diese Einzigartigkeit in die Welt zu bringen?

Du kannst dich fragen:

- Was ist meine Einzigartigkeit, die ich in die Welt bringen könnte?
- Was kann ich besonders gut?
- Was liebe ich zu tun, zu gestalten, zu kreieren, das sonst niemand so kann?
- Was habe ich verlernt, das ich mal gut konnte, weil ich geglaubt habe, dass es nichts wert ist oder nicht gebraucht wird?
- Womit könnte ich mich am liebsten den ganzen Tag beschäftigen, weil es mir so viel Spaß macht?

▷ Transformierende Fragen:

Alles, bewusst oder unbewusst, das dich daran hindert, deine Einzigartigkeit zu erkennen, zu leben und auszudrücken, bist Du bereit, das zu zerstören und zu unkreieren? Ja?

Wie viele Projektionen und Erwartungen nutzt du, um die Bewertungen, Vergleiche, den Rückzug und die Ablehnung zu kreieren, die du gegen dich selbst verwendest? Alles, was das ist, bist Du bereit, das zu zerstören und zu unkreieren? Ja?

Was hast du so vital, real und wichtig daran gemacht, dich hinter anderen zu verstecken, dich klein zu machen und zu vergleichen, anstatt deine Größe zu leben und dich zu zeigen? Alles, was das ist, bist Du bereit, das zu zerstören und zu unkreieren? Ja?

Wie viele Erwartungen und Projektionen hast du darüber, wie etwas zu sein hat, das dich in konstanter Wertung und Ablehnung dir gegenüber hält? Alles, was das ist, bist Du bereit, das zu zerstören und zu unkreieren? Ja?

Überall da, wo du dich mit anderen vergleichst, um dich selbst zu bewerten, dich zu erhöhen oder dich schlecht zu machen, um die Aufmerksamkeit zu bekommen, die du bekommen könntest, wenn du du wärest, bist Du bereit, das alles zu zerstören und zu unkreieren? Ja?

Überall dort, wo du Angst hast, dich auf völlig Neues einzulassen, weil du es noch nie gemacht hast und keinen Vergleich in dir hast, ob es gelingt oder nicht, und du deiner inneren Weisheit nicht vertraust, sondern lieber im Außen nach Antworten suchen möchtest, bist Du bereit, das zu zerstören und zu unkreieren? Ja?

Wenn etwas Unerwartetes auf mich zukommt, dann frage ich nicht mehr, wie es andere machen. Ich frage mich:

- Was will es mir sagen?
- Was ist der Sinn hinter dem, was da gerade passiert? Muss ich ihn überhaupt wissen?
- Was ist es konkret? Also ohne es größer, schlimmer oder nichtig zu machen?

- Was kann ich anderes tun, sein oder denken, um neue Wege zu finden?
- Wer oder was kann mich unterstützen?

Danach kann ich die Situation mit neuen Augen betrachten.

Und immer, wenn es gelingt, vollkommen ohne Wertung, Bewertung und Vergleichen zu sein, kann ich wirklich sehen, was vor mir ist. Dieser Moment der tieferen Wahrnehmung des Unerwarteten. Das ist magisch. Oder eher mystisch?

5 Körper, Gesundheit, Altern

Was wäre, wenn die Konstitution unseres Körpers und unser Gesundheitszustand im Wesentlichen davon bestimmt werden, welche Ansichten und Einstellungen wir dazu haben? Auch beim Thema Altern käme es dann weniger auf die Anzahl der Lebensjahre an, sondern vielmehr darauf, wie wir über das Altern denken und welche Haltung wir dazu einnehmen. Was wäre, wenn wir es weitgehend selbst bestimmen können, wie gesund wir sind, wie wir gesund werden und wie wir jung bleiben?

Auch neue Forschungen der Naturwissenschaften legen uns nahe, unser Weltbild in diese Richtung zu erweitern.

Aus der folgenden, folgenschweren Geschichte aus meinem Leben lässt sich erkennen, welchen Nutzen eine derartige Ansicht für Gesundung und Wohlergehen haben kann.

Es ist Freitagnachmittag gegen 16.00 Uhr, als ich beschließe, heute früher aus meinem Büro bei interRent in München-Laim nach Hause zu fahren. Manchmal bin ich dort bis spätabends 22.00 Uhr oder länger. Doch heute habe ich mir mal einen freien Abend in meiner schönen Wohnung geplant. Der Verkehr auf der Autobahn kurz nach dem Brunnthal-Dreieck kommt plötzlich zum Stillstand, ich kann gerade noch bremsen und halte wenige Zentimeter hinter der Stoßstange des Wagens vor mir. Ein Zittern rast durch meinen Körper. Glück gehabt. Glück gehabt? Mein Blick geht in den Rückspiegel. Oh – nein! Eine rote Karosserie rauscht in mich hinein und fährt auf den linken Seitenstreifen. Der Aufprall schiebt mich mit Wucht auf das vor mir stehende Auto. Oh mein Gott! Mit noch größerer Geschwindigkeit rast ein weißes Fahrzeug von hinten auf mich zu. Ein dritter Aufprall. Ich fühle, wie ich in meinem Sitz nach vorne und dann nach hinten geschleudert werde, bis alles um mich herum ruhig wird.

Wie lange sitze ich dort? Keine Ahnung. Irgendwann steige ich aus, werde gefragt, ob alles in Ordnung ist. „Ja, ja, nichts passiert“, höre ich mich sagen. Polizei ist schon da und ich schreibe in mein Time-System handschriftlich Namen auf und den Unfallhergang. Als ich mir das Geschriebene zu Hause angekommen wieder ansehe, kann ich kaum etwas davon lesen. Wer hat da was geschrieben?

Mein Kopf schmerzt. Durch meinen gesamten Rücken läuft ein Ziehen. Vielleicht sollte ich zum Arzt gehen? Ja, vielleicht morgen.

Die Notaufnahme in Bad Aibling empfiehlt mir am Samstag sofort ins Krankenhaus zu gehen. Mehrfaches Schleudertrauma von der Halswirbelsäule bis zum Steißbein. Nein, ich gehe in kein Krankenhaus. Ich gehe wieder nach Hause, schlafe und weiß, dass ich am Montag nach München fahren werde. Bei dem Internisten Dr. Ortner in Schwabing eingetroffen, sagt er: „Ich schicke Sie nicht ins Krankenhaus, dort versaut man Sie nur.“ Er nimmt das selbst in die Hand. Im wahrsten Sinne des Wortes. Über Wochen hinweg baut er mich wieder auf, Wirbel für Wirbel mit Chiropraktik, Akupunktur, Homöopathie und Handauflegung. Und das im Jahr 1987!

Und nicht nur das. Er empfiehlt, zu dem Seminar von Mantak Chia zu gehen, einem chinesischen Meister. Bei ihm lerne ich, wie durch Atemtechniken und mentale Fokussierung die Lebensenergie angeregt und gelenkt werden kann. Heiße Ströme laufen durch meine Wirbelsäule, Tränen rinnen wie Sturzbäche über mein Gesicht. Es sind unsagbare Schmerzen in meinem ganzen Körper, als sich die Energie in mir ausbreitet. Gleichzeitig durchdringt mich ein Erleben von Freude und Helligkeit. Worte können diese Sensationen nicht beschreiben.

Jeder, dem ich davon erzähle, meint, ich sei wohl verrückt. Nicht ins Krankenhaus zu gehen, sei doch wohl sehr leichtsinnig. Und Akupunktur und Meditationsübungen sind ja wohl doch nur Humbug.

Täglich praktiziere ich diese Technik. Die Schmerzen verschwinden. Dank der einfühlsamen Behandlung meines Arztes und den präzisen Anleitungen von Mantak Chia richtet sich meine Wirbelsäule wieder auf, der Bandscheibenvorfall verschwindet und mein Leben verändert sich total.

Heute, im Jahr 2017, wissen wir schon mehr von diesen Techniken und dem, was dabei abläuft. Na ja, nicht alle, aber schon eine größere Anzahl von Menschen.

Unser Körper fühlt sich zwar fest und solide an, aber ist er das wirklich? Auch die heutige Wissenschaft weist nach, dass der Körper aus schwingenden Molekülen besteht und dass zwischen diesen Molekülen Energie und Raum ist. Unsere Gedanken und unsere Lebensgestaltung haben Einfluss darauf, wie sich diese Moleküle verhalten. Leichter oder schwerer? Lebendig oder fest? Beweglich oder starr? Durchlässig oder blockiert? Wirbelnd oder linear? Kommunizierend oder ausgrenzend? Alles, was wir an geistiger und physischer Information in unsere Zellen geben, ist für sie Anlass, sich danach zu richten.

Es gibt ein interessantes Buch von Dr. rer. nat. Klaus Volkamer: „Die feinstoffliche Erweiterung unseres Weltbildes – Ansatz einer erweiterten Physik zur unbegrenzten Gewinnung Freier Energie aus der Feinstofflichkeit". Er beschreibt hier, dass die körperliche Gesundheit weitgehend von feinstofflichen Faktoren bestimmt wird und erläutert diesbezüglich verschiedene Energiefelder. Unser grobstofflicher Körper wird von einem feinstofflichen Körperfeld überlagert, das ihn steuert. Dieses feinstoffliche Körperfeld wird durch Gedanken und Erfahrungen gespeist. Gleichzeitig ist dieses feinstoffliche Körperfeld in Resonanz mit anderen Feldern. Dies können die feinstofflichen Körperfelder anderer Menschen sein oder das globale morphogenetische Feld.

Die feinstofflichen Körperfelder verschiedener Menschengruppen nennt er Kollektivfelder. Diese Kollektivfelder enthalten wiederum spezifische Informationen. Kollektivfelder legen ihre Informationsinhalte auf alle Mitglieder um, also auf alle feinstofflichen Körperfelder jedes Einzelnen, wenn Resonanzmöglichkeiten bestehen. Was heißt das für uns im Alltag? Wenn wir uns in einer Gruppe von Menschen befinden, sei es im Arbeitsumfeld, in der Familie, im Urlaub, in einem Seminar und wir sind mit den Meinungen der anderen in Übereinstimmung oder in Ablehnung, dann sind wir in Resonanz mit dieser jeweiligen Information. Ja, auch wenn wir in Ablehnung sind, sind wir an dieses kollektive Informationsfeld angekoppelt, denn auch Widersprüche oder Ablehnung schaffen – spannungsgeladene, also energiereiche – Resonanz. All dies hat Einfluss auf das individuelle feinstoffliche Körperfeld, das den physischen Körper steuert. Unser Körper reagiert also auf alle feinstofflichen Informationen, die wir selbst über unsere Gedankenmuster initiieren und die wir von anderen entweder bejahend oder ablehnend durch das Kollektivfeld übernehmen. Wir können hier auch vom Kollektivbewusstsein sprechen. Dieses Kollektivbewusstsein wirkt bei ständigem Kontakt, wissenschaftlich ausgedrückt, entropisch, das heißt für die Gesundheit abträglich und Stress fördernd.

Das globale morphische Feld hingegen wirkt 100 % negentropisch, also gesundheitsfördernd. Dr. Volkamer schreibt auf S. 235:

„Durch einen starken Kontakt von A (feinstoffliches Körperfeld) zum rein negentropisch wirkenden Globalfeld B ist jedoch auch eine Spontanheilung möglich, die medizinisch heute unerklärlich ist. In verminderter Form können durch geistige Hinwendungen zum globalen Negentropiefeld, schon bei einem Gespräch mit einem Arzt des Vertrauens, solche A/B-Kontakte induziert werden, die sich in Placebo-Effekten auswirken, für die ebenfalls derzeit keine Erklärung besteht. Letztlich beinhaltet das globale morphogenetische Negentropiefeld B eine komplette feinstofflich gespeicherte Information für eine perfekte Gesundheit, die nur darauf wartet, in das feinstoffliche Körperfeld einfließen zu können."

Wie nehmen wir Kontakt auf mit diesem morphogenetischen Negentropiefeld, das auf allen Ebenen gesundheitsfördernd wirkt und Heilung bewirkt, je öfter wir uns damit verbinden? Möglichkeiten sind ein gesunder Schlaf, regenerierende Ruhe (z.B. Bars- und Körpersessions, siehe Informationen im Anhang), tägliche Meditation und kontinuierliche Erneuerung der eigenen Gedanken- und Glaubensmuster, die uns mit anderen Feldern in Verbindung treten lassen und die Manifestation förderlicher Information im Körper bewirken.

Beginnen wir mit Letzterem. Vielleicht schreibst du die Gedanken zu deinem Körper auf?

- Was ist mein Körper für mich?
- Wie erlebe ich mich in meinem Körper?
- Wie viel Wertschätzung gebe ich meinem Körper?
- Was gefällt mir an meinem Körper?
- Was missfällt mir an meinem Körper?
- Wie viel Spaß habe ich mit meinem Körper?
- Wie sehe ich mich: zu dick, zu dünn, zu faltig, zu nett?
- Was denke ich generell über meinen Körper?
- Wie beweglich bin ich?
- Was liebe ich an meinem Körper?
- Wen ahme ich mit meinem Körper nach?
- Welche Gedanken lösen in mir Stress aus?
- Von wem übernehme ich generell Gedanken oder Ansichten?
- Gegen wen oder was rebelliere ich?
- Wen oder was lehne ich ab?
- Welche Lügen wähle ich, um meinen Körper so zu gestalten, wie ich es tue?
- Welche Emotionen verwende ich, um meinen Körper so zu gestalten, wie ich es wähle?
- Welche weiteren Fragen kann ich mir stellen …

▷ Transformierende Fragen:

Alles, was du getan hast, um deinen Körper nicht so zu kreieren, wie du es möchtest, um nicht dein Leben zu kreieren, wie du es möchtest, zerstörst und unkreierst Du das jetzt? Ja?

Alle Glaubensmuster, die du bezüglich Diäten übernommen hast, die deinen Körper davon abhalten, sich tatsächlich zu verändern, zerstörst und unkreierst Du das jetzt? Ja?

Wie viele der Bewertungen über dich selbst, wie du oder dein Körper nicht sein können, sind Bewertungen, die tatsächlich deinen Körper kreieren? Alles, was das ist, zerstörst und unkreierst Du das jetzt? Ja?

Wie viele Schlussfolgerungen machst du, um deinen Körper so zu kreieren, wie du es wählst? Alles, was das ist, zerstörst und unkreierst Du das jetzt? Ja?

All die Annahmen, die du über dich selbst hast, was alles schlecht an dir ist, die bewirken, dass du deinen Körper so kreierst, wie du ihn kreierst, von denen keine einzige wahr ist, zerstörst und unkreierst Du das jetzt alles? Ja?

Was hast du so vital, wertvoll und real gemacht an all den Strukturen und der Ordnung, wie dein Körper funktionieren sollte, das dich davon abhält, das lebendige Chaos, aus dem heraus dein Körper funktioniert, zuzulassen, das eine völlige Veränderung des Körpers aus sich selbst heraus, und von dir mit ihm einleiten würde? Alles, was das ist, zerstörst und unkreierst Du das jetzt? Ja?

GESUNDHEIT

Wann glaubst du, bist du gesund? Wann glaubst du, bist du krank? Was wäre, wenn all dies Zeichen für dich sein könnten, was du anders denken könntest, oder wo du dich aufhalten könntest, oder was du beibehalten oder verändern könntest?

Als ich damals nach diesem Autounfall meiner inneren Stimme gefolgt und zu meinem Internisten gegangen bin, ahnte ich, dass sich hier etwas ergeben würde, das mir wirklich weiterhilft, ohne zu wissen, was es ist. Ich habe nicht den Glaubensmustern meines Umfeldes nachgegeben, sondern außerhalb des „Normalen" für mich einen Weg gefunden. Was würde es für dich bedeuten, wenn du dir in einer neuen, offenen Einstellung zu dir selbst vertraust und deinen Weg gehst?

Fragen, die du dir bezüglich Gesundheit stellen kannst:

- Was denke ich über meine Gesundheit?
- Wie viel Ruhe gönne ich mir? Wie viele Auszeiten gönne ich mir? Wie viel Aktivität gönne ich mir?
- Welche Glaubensmuster oder Gedanken habe ich über Heilung? Was macht das mit mir?
- Von wem übernehme ich Glaubensmuster bezüglich Krankheit oder Gesundheit? Was macht das mit mir?
- Von wem übernehme ich Ansichten bezüglich Ernährung, Fitness oder Sport? Was macht das mit mir?
- Was könnte mich gesundheitlich unterstützen?
- Worauf habe ich wirklich Lust?
- Mit wem könnte ich mich über Gesundheit und Heilkraft austauschen?

- Glaube ich, dass sich mein Körper selbst heilen kann?
- Glaube ich, dass ich mich heilen kann?
- Was könnte ich beginnen, um meinen Körper und meine Gesundheit zu fördern? Was könnte ich weniger machen oder ganz weglassen?

▷ Transformierende Fragen:

Was hast du so vital, wertvoll und real gemacht an den Annahmen über Heilung oder Nichtheilung, die dich und deinen Körper davon abhalten, das zu kreieren, wozu dein Körper und du in der Lage sind? Alles, was das ist, zerstörst und unkreierst Du das jetzt? Ja?

Überall da, wo du die Wahl aufgegeben hast, deinen Körper und deine Gesundheit zu kreieren, und dich nach der Ordnung der Gesellschaft oder den Vorgaben von Institutionen gerichtet hast, um dich anzupassen, zerstörst und unkreierst Du das jetzt? Ja?

Wie viele Lügen über Gesundheit und Heilung hast du übernommen, die dich vom Empfangen, Wahrnehmen, Wissen und Sein abhalten? Alles, was das ist, zerstörst und unkreierst Du das jetzt? Ja?

ALTERN

Was bedeutet Altern für dich? In unserem Kollektiv gibt es da viele verschiedene Muster. Es gibt eine Zeitspanne in unserem Leben, in der wir wahrscheinlich gehört haben: Du bist noch nicht alt genug dafür. Du bist viel zu jung, um das zu tun. Was wurde dir somit möglicherweise „eingepflanzt"? Schneller alt werden.

Viele freuen sich, wenn sie dann endlich 18 Jahre alt werden. Doch schon, wenn die DREI plötzlich als erste Zahl steht, bekommt manch einer die Krise. „Ich bin schon dreißig und noch nicht verheiratet." So hat jeder sein eigenes Thema mit den unterschiedlichen Zahlen am Anfang einer Jahreszahl. Und je nachdem in welchem Umfeld man sich bewegt, geht mit der Zahl auch die Normalität einher, wie zum Beispiel: „Ja, mit vierzig wird eben die Sehkraft geringer." Oder: „Ich bin schon fünfundfünfzig, da ändere ich mich nicht mehr." Diese Aussage höre ich häufig von Führungskräften. Oder: „In meiner Familie hatte sowohl die Mutter als auch die Großmutter Bluthochdruck im Alter. Da muss ich jetzt aufpassen." Oder: „Ich hab nur noch sieben Jahre bis zur Rente." Na prima, und dann?

Daher gefällt mir nach wie vor das Lied von Udo Jürgens so gut: „Mit 66 Jahren, da fängt das Leben an, mit 66 Jahren da hat man Spaß daran".

Welche Gedanken hast du über das Älterwerden? Je bewusster du dir deine Glaubensmuster dazu machst, desto leichter kannst du sie wandeln. Also, wenn du magst, dann schreibe auf:

- Welche Gedanken habe ich zum Älterwerden?
- Was glaube ich über das Älterwerden und Jungbleiben?
- Welche Muster sind in meiner Familie bezüglich des Älterwerdens und Jungbleibens?
- Was glaube ich über den Tod oder über das Sterben?

▷ Transformierende Fragen:

Überall da, wo du die Dummheit begangen hast, deinen Körper zu zerstören, deinen Körper altern zu lassen, deinen Körper krank zu machen, um den Realitäten anderer zu entsprechen, zerstörst und unkreierst Du das jetzt? Ja?

Was hast du so vital, wertvoll und real daran gemacht, das Bewusstsein und die Intelligenz deines Körpers und alles, was er wünscht zu sein, mit den Emotionen, Gefühlen, Gedanken und Annahmen anderer zu überschreiben, damit du dir nicht erlaubst, der kreative, chaotische Ausdruck einer großartigen Möglichkeit zu sein? Alles, was das ist, zerstörst und unkreierst Du das jetzt? Ja?

Welche Energie bist du nicht willens zu sein, die, wenn du bereit wärest, sie zu sein, all das kreieren würde, das dein Körper und du wünscht zu sein. Alles, was das ist, zerstörst und unkreierst Du das jetzt? Ja?

Was ist sonst noch möglich?

6 Geld

Was bedeutet Geld für dich?

Die meisten Menschen haben ihr gesamtes Leben Schwierigkeiten rund um das Thema Geld. Entweder sie geben zu viel aus, oder sie haben nie genug davon, oder sie machen Schulden, oder sie haben Geld und haben Angst, es zu verlieren. Was auch immer es ist, wir kreieren uns damit viel Stress und reduzieren unsere Lebensqualität. Das hatte ich mir auch angetan.

Als ich Ende der achtziger Jahre in Brüssel in einer Veranstaltung in der zweiten vorderen Reihe sitze und beobachte, wie Anthony Robbins schon seit drei Tagen voller Energie fast ohne Pausen auf der Bühne steht und mit 1700 Menschen im Saal arbeitet, weiß ich: von ihm kann ich noch viel lernen. Dieser dritte Tag ist dann auch der Ausschlag dafür, dass ich abends zwei Kreditkarten zücke und die Mastery University buche. Neun Tage mit ihm auf Hawaii und etliche andere Tage mit ihm und seinem Team in San Diego. Ohne zu wissen, woher das Geld kommen soll, das ich gerade ausgebe, ist mir klar, dass ich das machen muss.

Mit den Kreditkartenfirmen ist eine 10%ige monatliche Rückzahlung der in Anspruch genommenen Summen vereinbart. Das erscheint machbar. Und gleichzeitig übt es einen enormen Druck aus. Als ich mir dann überlegen muss, wie ich die Flüge und die Übernachtungen zu den gebuchten Seminaren aufbringe, weil auf allen Konten das Limit ausgeschöpft ist, weiß ich: Das hat sich zu ändern. Ich will nicht mehr von Geborgtem leben.

Ich frage mich ständig: „Was kann ich anders machen? Was kann ich verändern? Wie komme ich an Aufträge? Wen könnte ich fragen? Was kann ich gut, das ich mehr machen möchte?"

Ich bin nonstop in diesen Fragen. Morgens, mittags, abends. Ich habe nicht den Mut, telefonisch Firmen zu akquirieren. Mir liegt es mehr, in das persönliche Gespräch zu gehen. Und bekannt bin ich auch noch nicht im Bereich der Beratung oder der Führungsseminare, denn es ist mein erstes Jahr der Selbständigkeit. Wie soll ich also vorankommen und diese Defizite ausgleichen?

Ich organisiere zu dieser Zeit für den chinesischen Meister Mantak Chia Tao Yoga-Seminare in München und Wien und übersetze seine Worte und Vorträge simultan vom Englischen ins Deutsche. Ich blühe dabei auf. Als mich dann Brita vom Frankfurter Ring fragt, ob ich auch in Frankfurt für ihn übersetzen möchte, sage ich mit Freuden zu. Ich lerne von ihm Tai Chi, Chi Gong, Meditation und weitere Systeme, die auch heute eine tägliche Bereicherung für mich sind. Damit kann ich jederzeit meine Energie stärken oder aufbauen. Mit dem Geld für die Übersetzungen und die Seminarorganisation kann ich immerhin die Miete, Essen und Versicherungen bestreiten. Doch bleibt eigentlich kein Pfennig übrig, um die Schulden zu tilgen.

In Wien kommt während eines dieser Seminare mit Mantak Chia ein Ehepaar auf mich zu, das einen Verlag besitzt und selbst eine Verbraucherzeitung herausgibt. Es beginnt eine wundervolle Verbindung. Ich kann in dieser Zeitung Artikel schreiben. Dies unterstützt die Bekanntmachung und Verbreiterung der Seminare. Die Teilnehmerzahl wächst und mit ihr auch mein Anteil an dem zwar noch nicht üppigen, aber wachsenden Gewinn. Und nicht nur das. Ich bekomme die Möglichkeit, den Verlag selbst zu begleiten mit all den Vertriebs- und Führungsfähigkeiten, die ich in meinen bisherigen Positionen in Unternehmen erfahren und erlernen konnte. Auch die Seminare bei Tony Robbins tragen dazu bei, dass ich mit den Leadership-Themen und -Werten neue Sichtweisen erhalte. Das Coaching bei ihm mit der INSIGHTS-Analyse gibt mir völlig neue Einsichten in Verhaltensfacetten und ist der Meilenstein für weitere intensive Begegnungen und das Fundament zu einem neuen Business. Mein Leben erweitert sich. Jetzt kann ich sukzessive die besagten 10 % zurückführen und ich bin sehr darauf bedacht, möglichst keine Kreditkarte mehr zu benutzen. Als dann der Zeitpunkt da ist, an dem alle meine Konten die schwarze Null zeigen, fühle ich eine enorme Befreiung.

Und ich bleibe in der Frage: „Was kann jetzt noch kommen? Wie mache ich weiter? Was will ich wirklich in die Welt bringen? Womit will ich erfolgreich sein? Was haben die Menschen davon, dass es mich gibt?"

Was will ich also damit sagen? Geht es wirklich um Geld? Wenn es fehlt, ja. Doch fehlt wirklich das Geld an sich? Was ist deine Haltung zu Geld? Was denkst du über Geld? Denn das ist der Schlüssel. Es ist ja nicht so, dass es auf der Welt kein Geld gäbe, oder? Es ist die Frage, auf welchem Weg bekommst du Zugang dazu? Ist Geld das Problem, oder bist es eher du, oder ist es deine Haltung dazu?

Die finanzielle Situation ist oftmals der Grund für Bewertungen, Schlussfolgerungen oder Entscheidungen. „Ich kann mir xy nicht leisten." Akzeptieren wir hier den Mangel? Oder: „Ich verdiene zu wenig." Ist das so? Eine interessante Schlussfolgerung, die unterschiedlich ausgelegt werden könnte. In möglicherweise: „Ich bin es nicht wert oder meine Arbeit ist es nicht wert oder ich strenge mich zu wenig an?" Oder: „Wenn es mir finanziell besser geht, dann werde ich ..." Das ist auch eine interessante Verknüpfung. Damit wird eine kausale Abhängigkeit geschaffen, die nicht in der eigenen Hand liegt und vielleicht irgendwann einmal eintrifft – oder auch nicht.

Damit du für dich Klarheit gewinnst, magst du vielleicht folgende Fragen beantworten:

- Was bedeutet Geld für mich?
- Was hält mich davon ab, es zu besitzen?
- Kann ich Geld leichter ausgeben oder leichter kreieren?
- Welche Gefühle habe ich in Bezug auf Geld?
- Was würde ich am liebsten den ganzen Tag machen?
- Was macht mir viel Freude?
- Was kann ich gut?
- Was ist richtig daran, dass ich kein Geld oder zu wenig Geld habe?
- Was kann ich in die Welt bringen?
- Was kann ich kreieren, das mir Geld bringt?
- Welche Ressourcen stehen mir zur Verfügung?
- Wer oder was könnte mir helfen?

Was wäre, wenn du die Fähigkeit hättest, dir eine andere Realität zu erschaffen? Was wäre, wenn deine jetzige finanzielle Situation oder die Situation, mit der du aufgewachsen bist, davon vollkommen unabhängig wäre? Hast du Lust, zu beginnen, etwas anderes zu kreieren?

▷ Transformierende Fragen:

Alles, was dich daran hindert, absolute Klarheit in dieser Angelegenheit zu erlangen, zerstörst und unkreierst Du das jetzt? Ja?

Was müsstest du als deine persönliche Realität wählen, das du im Augenblick nicht wählst, um die reiche, kreative, empfangende Persönlichkeit zu sein, die du in Wahrheit bist? Alles, was das verhindert, sich zu zeigen, zerstörst und unkreierst Du das jetzt? Ja?

Welche Gefühle benutzt du, um die Ängste, Sorgen oder den Verlust rund um Geld zu kreieren, die du wählst? Alles, was das ist, zerstörst und unkreierst Du das jetzt? Ja?

Alle deine Projektionen, Erwartungen, Separationen, Ablehnungen und Bewertungen sowie alle verfeinerten Bewertungen, die du über Geld hast, willst Du diese zurücknehmen, zurückfordern, aufkündigen, aufgeben, widerrufen, annullieren, zerstören und unkreieren? Ja?

Alle Projektionen, Erwartungen, Separationen, Ablehnungen und Bewertungen sowie alle verfeinerten Bewertungen über Geld, die du von jemand anderem aufgenommen, übernommen und zu deinen eigenen gemacht hast, willst Du diese zurücknehmen, zurückfordern, aufkündigen, aufgeben, widerrufen, annullieren, zerstören und unkreieren? Ja?

Eine weitere interessante Ansicht, die wir über Geld haben, ist, dass wir etwas geben, um dann etwas nehmen oder bekommen zu können. Schauen wir uns an, was wir normalerweise sagen: „Geben und nehmen".

Was ist darin beinhaltet? Ich gebe etwas und nehme dafür etwas, was den adäquaten Wert zu dem hat, was ich gegeben habe. Wenn wir diesen Gedanken weiterdenken, dann bedeutet das: „Wenn ich nichts gebe, dann kann ich auch nichts nehmen." Oder: „Ich nehme nur ähnlich so viel wie ich auch gegeben habe." Oder: „Ich gebe auch nur so viel, wie ich bekommen habe." Also hier ist das Prinzip: Auge um Auge, Zahn um Zahn, oder?

Könntest du dir vorstellen, dass dir jemand für deine Leistung, dein Dasein, dein Seminar, dein Buch, dein Gespräch mehr bezahlen möchte, als du im Moment glaubst, dass es wert ist? Wärst du bereit, das zu empfangen? Oder hättest du dann sofort wieder das Gefühl, oder das schlechte Gewissen, noch einmal etwas geben zu müssen, damit wieder der Ausgleich da ist?

Alles dies sind Ansichten, die wir übernommen haben, die uns in einer Fremdbestimmung und Abhängigkeit halten. Diese Ansichten können aus Erfahrungen aus der Kindheit stammen, die von den Eltern oder anderen Bezugspersonen in den verschiedensten Facetten vorgelebt oder gepredigt wurden.

Was wäre, wenn du einfach empfangen könntest, was auch immer auf dich zukommt? Was wäre, wenn du dich mit „Schenken und Empfangen" anfreundest und somit immer offen für das bleibst, was im Augenblick zu dir kommen möchte? Was wäre, wenn du dich dadurch reich fühlen könntest?

Du könntest dich fragen:

- Wo in meinem Leben schaue ich immer auf den Ausgleich?
- Wann ist es mir unangenehm, etwas geschenkt zu bekommen?
- Was macht es mit mir, wenn mir jemand Wertschätzung entgegenbringt?
- In welchen Situationen erwarte ich, dass ich etwas zurückbekomme, weil ich etwas gegeben habe?
- Wie geht es mir, wenn ich etwas schenke?
- Was wäre, wenn ich etwas schenke und plötzlich aus einer ganz anderen Richtung ein Geschenk auf mich zukommt?
- Was wäre, wenn ich Aufmerksamkeit schenke und nichts erwarte?

▷ Transformierende Fragen:

Welche Energie, welcher Raum und welches Bewusstsein können du und dein Körper sein, das dir erlauben würde, alles, was auf dich zukommt, zu empfangen? Alles, was das verhindert, zerstörst und unkreierst Du das jetzt? Ja?

Überall da, wo du das Prinzip von Schenken und Empfangen zerstört und abgelehnt hast zugunsten des Prinzips von Geben und Nehmen in dieser Realität, bist Du bereit, das zu zerstören und zu unkreieren? Ja?

Was hast du so vital, wertvoll und real an Geben und Nehmen gemacht, als wäre das die einzige Möglichkeit, in dieser

Realität zu überleben? Alles, was das ist, zerstörst und unkreierst Du das jetzt? Ja?

Welche finanzielle Realität hast du nachgeahmt oder welche finanzielle Realität hast du abgelehnt oder welcher finanziellen Realität hast du dich entzogen, um zu verhindern, dass du diese Realität hast und sie dadurch erschaffen hast? Alles, was das ist, zerstörst und unkreierst Du das jetzt? Ja?

Überall da, wo du entschieden hast, dass Geld die Quelle all deiner Probleme ist und dass nur Geld dich aus all deinen Problemen herausholen kann, zerstörst und unkreierst Du das jetzt? Ja?

Was ist sonst noch möglich, das du dir nicht zu träumen erlaubst?

7 Vertrieb

Die kleine rote Birne leuchtet auf, die Aufnahme startet. Jetzt beginnt das Rollenspiel. Ich sitze meinem Kunden gegenüber. „Herr Müller, schön, dass wir heute zusammengekommen sind. Sie interessieren sich dafür, den neuen PC mit in Ihr Sortiment aufzunehmen. Er hat die Schnittstelle, mit der Sie auch an Großrechenanlagen den Anschluss vornehmen können. Der Bildschirm hat 12 Zoll. Sie haben die Möglichkeit, unterschiedliche Tastaturen zu wählen. Ich würde Ihnen die XY empfehlen, da diese vom Anschlag her …"

Kennst du solche Verkäufer? Ich war ziemlich daneben (Wertung ☺), damals. Damals hatten wir gelernt, den Produktnutzen in den Vordergrund zu stellen. Nun wurde meine Welt auf den Kopf gestellt. Jetzt gibt es einen neuen Zauber, der heißt: „Wer fragt, der führt".

Auch wenn es weiterhin um Verkaufen geht, so eröffnen sich dennoch neue Perspektiven. „Was haben Sie, lieber Herr Kunde, sich vorgestellt. Was wollen Sie investieren? Was darüber hinaus ist Ihre Absicht für die Zukunft? Was haben Sie bezüglich der Mitarbeiterschulung vorgesehen …?"

Plötzlich wird es interessant, mehr von meinem Gegenüber zu erfahren. Und wie von selbst verändert sich die Höhe meines Umsatzes. Wenn ich früher nach einer, meiner Meinung nach gelungenen Präsentation, in der ich all mein Können und meine Sicht der Dinge und alle möglichen Lösungen kundgetan hatte, wegfuhr, wunderte ich mich oftmals, dass ich einige Tage danach höfliche Absagen bekam: „Sie haben mit Ihrer Präsentation total überzeugt, doch wir entscheiden uns anderweitig."

Das war in den Achtzigern. Was hat sich seither wirklich verändert? Mein Interesse für den anderen wuchs. Ich wurde neugierig, seine Sichtweisen zu hören, durch seine Augen die Welt zu sehen. „Wow, interessant, so kann man das auch sehen?“ Und wenn man das auch so sehen kann, was gibt es dann für Möglichkeiten? Ein tiefer Wandel war herbeigeführt. Und nicht nur im Verkauf. Auch und vor allem in meinen folgenden Führungspositionen. Ich sagte nicht mehr, wie es geht. Na ja, nur manchmal. Ich fragte meine Mitarbeiter, und das tue ich auch heute noch, wie es gehen könnte. Immer häufiger. Welche Ideen sie haben. Und als Beraterin, Trainerin und Coach ist diese Haltung ebenfalls essentiell.

Im Vertrieb habe ich irgendwann verstanden, dass es nicht darum geht, zu argumentieren. Sondern es geht darum, jemand zu sein, mit dem es Spaß macht, sich auszutauschen, Neues zu entwickeln und dann auch Geschäfte zu machen. Eine total andere Welt. Eine viel lebendigere Welt.

Vielleicht möchtest du dich fragen:

- Wo versuche ich, etwas zu verkaufen? Und wie mache ich das?
- Wann waren Gespräche erfolgreich? Was habe ich da konkret gemacht?
- Wann waren Gespräche oder Verhandlungen nicht erfolgreich? Was war da der Unterschied?
- Mit welcher Haltung, mit welcher Einstellung bin ich in das Gespräch gegangen?
- Welche Erwartungen hatte ich an den Ausgang des Gespräches?

- In welcher Körperhaltung habe ich das Gespräch geführt?
- Wie hat sich mein Körper generell angefühlt in diesem Gespräch?
- Was habe ich über meinen Gesprächspartner gedacht? Vorher, während und danach?

Eine weitere wichtige Frage könnte sein:

- Was kann diese Person von mir empfangen?

Und diese Frage ist nicht nur im Verkauf hilfreich, sondern in der Führung von Menschen sowie in jedweder Beziehung. In jedem Gespräch geht es um die Bereitschaft, zu empfangen. Vielleicht kennst du das auch von privaten Gesprächen? Du erzählst einer Person etwas und plötzlich dreht sie sich um, oder lässt sich von einer anderen Person ablenken? Und alles, was du dann weiter sagst, läuft irgendwie ins Leere?

Ja, dann war dein Gesprächspartner nicht auf „Empfang" gestellt. Oder du hast ihm etwas erzählt, was ihn nicht integriert oder interessiert hat. Du hast etwas gesendet, ohne die korrekte Adresse zu wissen. Es war keine Einladung zu einem Austausch.

Ein erfolgreiches Gespräch kann immer dann stattfinden, wenn du über Fragen herausfindest, was den anderen interessiert. Lass ihn reden und überlege dann, welches deiner Angebote, welche deiner Fähigkeiten sein Interesse bedienen.

▷ Transformierende Fragen:

Welche Energie, welcher Raum, welches Bewusstsein können du und dein Körper sein, um in völliger Offenheit, Wahrnehmung und Leichtigkeit in Gespräche zu gehen? Alles, was das verhindert, zerstörst und unkreierst Du das jetzt? Ja?

Überall da, wo du vorgibst, das Beste für den anderen zu wollen, jedoch an deinen Erfolg denkst, bist Du bereit, das jetzt zu zerstören und zu unkreieren? Ja?

Alles, was du unbewusst oder bewusst initiiert hast, um innere Wertungen über andere oder über die Situation, in der du dich befindest, über deine Fähigkeit der freien Wahrnehmung zu stellen, und somit zu erfassen, was ist, zerstörst und unkreierst Du das jetzt? Ja?

In unserer heutigen Zeit spielen die digitalen Medien auch beim Vertrieb eine zunehmende Rolle. Aus der Fülle der Angebote und Informationen kann sich hervorheben, wer nicht nur als Verkäufer, sondern als wirklicher Partner für die Bedürfnisse des Kunden eintritt.

Möchtest du deine Kundin, deinen Kunden wirklich erreichen? Dann kannst du über das Anbieten einer fertigen Lösung hinausgehen.

Was bedeutet dies? Stelle ihr oder ihm Fragen, die ihnen erlauben, für sich selbst einen Weg zu finden. Wie können sie selbst erkennen, was an deinem Produkt oder deiner Dienstleistung für sie hilfreich ist?

Vielleicht möchtest du dich zunächst selbst fragen:

- Was ist mehr als der sofortige Nutzen, den mein Produkt/meine Dienstleistung bietet?
- Welche Fragen könnte ich stellen?
- Was bedeutet das Produkt oder die Dienstleistung für mich selbst?

▷ Transformierende Fragen:

Was kannst du anderes sein und tun, um in Leichtigkeit mit deinem Umfeld zu sein? Alles, was das verhindert, zerstörst und unkreierst Du das jetzt? Ja?

Wie viele Teile von dir selbst hast du aufgegeben, um andere von etwas zu überzeugen oder glücklich machen zu wollen? Alles, was das ist, zerstörst und unkreierst Du das jetzt? Ja?

Welche Energie, welcher Raum und welches Bewusstsein kannst du und dein Körper sein, das erlaubt, aus einer Fülle von bewährten Erfahrungen und neuen kreativen Ideen Gespräche zu führen und Geschäfte zu machen? Alles, was das verhindert, zerstörst und unkreierst Du das jetzt? Ja?

8 Beziehungen

Eine Klientin kommt zu mir ins Coaching, die sich nach ihrer Scheidung einsam fühlt. Sie ist attraktiv, hat ein offenes Herz und viel Energie. Sie wünscht sich inständig einen Partner, der ihre Qualitäten wertschätzt und das Leben mit ihr teilt.

In vielen von uns keimt der Wunsch nach einer tiefen Beziehung und die Hoffnung, von dem Gegenüber wirklich verstanden und erfasst zu werden. Wie schön wäre es, wenn mit dieser Person eine intime Verbindung entstehen könnte! Vielleicht gibt es die Idee, diese Person einfach zu treffen, mit ihr zu verschmelzen und dann völlig erfüllt zu sein?

Was wäre, wenn wir erkennen, dass diese Idee uns geradezu im Wege steht, das Gewünschte wirklich erleben zu können?

Was wäre, wenn alles, was wir für das Glücklichsein und für die Erfüllung benötigen, in uns wäre?

Was wäre, wenn alle Voraussetzungen für das Erfüllt-Werden gerade jetzt, in diesem Moment bereits vorhanden sind und nicht erst in einer imaginären, idealen Zukunft?

Könnte es sein, dass die Idee des Wunschpartners oder der Wunschpartnerin und der damit erhofften Befriedigung und Erfüllung nur ein phantastischer Wunsch ist, mit dem allein wir nicht wirklich das finden können, was wir suchen?

In Wirklichkeit wissen diejenigen unter uns, die einen Partner oder eine Partnerin haben oder gehabt haben, dass das Zusammenleben

Erlebnisse hervorbringt, von denen wir niemals geträumt hätten. Es gibt schöne und auch unschöne Überraschungen, Spannungen, Auseinandersetzungen, Distanz, früher oder später ein Wieder-Zusammenfinden. Die Erfüllung kommt in Wirklichkeit meistens nicht von der anderen Person, sondern indem wir selbst dafür eintreten oder uns dafür öffnen. Und dann plötzlich erleben wir die gesuchte Resonanz mit der anderen Person wie durch ein Wunder!

In jeder Partnerschaft kommt früher oder später der springende Punkt, an dem die Nebel weichen, in denen es möglich gewesen war, die eigene Wunsch-Phantasie in der anderen Person zu sehen und eine magische Anziehung miteinander auszuleben. Die zunehmende Klarheit, mit der nun eine Seite die andere, im besten Falle sogar beide, sich anschauen können, mag Ernüchterung, vielleicht sogar Enttäuschung (im Sinne des Wortes Ent-Täuschung) mit sich bringen.

Manche Paare trennen sich an diesem Punkt nach dem Motto: „Ich habe mich in dir geirrt, es tut mir leid, das war's dann …" So war es auch der eingangs erwähnten Klientin ergangen. Die Zeit der Einsamkeit gab ihr nun Gelegenheit, sich selbst besser kennenzulernen, die wirklichen eigenen Bedürfnisse und Vorlieben zu erfassen, selbständiger und selbstbewusster zu werden. Auf dieser Grundlage kann sie sich nun für eine neue Partnerschaft ausrichten, in der die Chemie stimmt und die Lebenshaltungen zueinander passen.

Andere Paare arrangieren sich und halten trotz zunehmender Distanz aus, für die Kinder, die gemeinsame Wohnung, das äußere Ansehen, wegen des Berufs …

Im schönsten Falle reift die Partnerschaft zu einer echten und tragfähigen Beziehung. Durch die Rücknahme der zuvor an den Partner gerichteten Wunschvorstellungen, Wertungen und Projektionen öffnet sich ein fruchtbares Feld für echtes Verständnis, echte Liebe, Wertschätzung, tiefgreifende Erotik und gegenseitige Ergänzung auf der Basis zweier eigenständiger Wesen, die miteinander zu einer größeren Einheit verschmelzen können.

Was davon wählst du? Oder in was bis du gerade involviert?

Wie würde es sein, wenn wir die Phantasie eines uns erfüllenden Partners, diese Phantasie einer besseren Zukunft nur durch einen anderen und sonstige diesbezügliche Hoffnungen, Wünsche und Träume aufgeben würden? Was könnte entstehen, wenn wir uns stattdessen auf das Erschaffen eines erfüllten Hier und Jetzt mit uns selbst fokussieren würden, das dann auch eine echte, wohlklingende Resonanz in einer Beziehung ermöglicht?

Du könntest dich fragen:

- Welche Phantasie habe ich bezüglich eines Partners?
- Was könnte mir helfen, meine Hoffnungen, Wünsche und Träume real zu betrachten?
- Was sind utopische Ideale, die ich mir ausmale und mich dadurch ständig belüge und selbst betrüge?
- Welche Beziehungen habe ich als erfüllend erlebt?
- Was war das Erfüllende in anderen Beziehungen?
- Was war mein Beitrag für diesen erfüllten Zustand?
- Was konkret habe ich gemacht oder nicht gemacht, als dieser erfüllte Moment da war?
- Was davon könnte ich mehr oder weniger tun?

- Was könnte ich anfangen zu tun?
- Was könnte ich aufhören zu tun?
- Was hat den erfüllten Zustand beendet?

Eine grundsätzliche Frage lautet: „Wie kann ich zu mir selbst eine erfüllende Beziehung aufbauen, um auf dieser Basis erfüllende Begegnungen mit (einem) anderen Menschen gestalten und erleben zu können?"

Was bringt Erfüllung? Meine Erfahrung zeigt mir immer wieder, dass der Fokus auf Vergnügungen wie Essen, Unterhaltung, Fernsehen, Internet, Alkohol, Sex und Drogen nur kurzfristige Befriedigung bringt. Oftmals fühlst du dich danach leer, hast einen dicken Kopf oder möchtest mehr und mehr.

Erfüllung, so wie ich es empfinde, kommt aus tiefen Persönlichkeitsschichten. Das könnte heißen, etwas im Leben zu finden, das für mich selbst Bedeutung hat, dass durch mein Dasein für andere etwas möglich wird, was vorher nicht möglich war. Dann tauchen Momente der Dankbarkeit auf, es wird möglich, die Schönheit des Augenblicks zu genießen, erotische Anziehung zu spüren, ein Fließen und Strömen im Körper zu erleben und gleichzeitig die Ausdehnung und Weite wahrzunehmen, liebend mit anderen umzugehen und dankbar dafür zu sein, einen Partner, Geschwister, Mitarbeiter zu haben, die das Leben bereichern – auch und vielleicht gerade, weil sie manchmal eine Herausforderung bedeuten.

Du könntest dich fragen:

- Was erfüllt mich?
- Was kann ich sein, um die beglückenden Momente noch intensiver zu erleben?
- Wen liebe ich?
- Wo könnte ich in der Welt einen Beitrag leisten, der mich erfüllt?
- Was könnte ich intensivieren, um den Wunsch mir selbst zu dienen und auch anderen nützlich zu sein, zu erweitern?
- Welche innere Beziehung habe ich zu mir selbst?
- Welche innere Beziehung habe ich zu anderen?
- Was kann ich unternehmen, um die immerwährende Verbindung und Beziehung zu allem um mich herum noch besser wahrzunehmen?
- Was kann ich jetzt verändern, damit ich mich erfüllt fühle?

Es ist hilfreich, sich diese Fragen nicht nur gedanklich, sondern auch schriftlich zu beantworten. Mir hilft es, aus dem Karussell der Gedanken und gleichbleibenden Themen herauszukommen und ich wundere mich manchmal, was dann fast wie von selbst in eine neue kreative Bahn mündet, die ein wonnigliches Gefühl des Glücks mit sich bringt. Vielleicht wirst du dich wundern, was du alles schon machst und noch hinzunehmen kannst, um aus dir selbst heraus glücklich zu sein. Ich weiß aus eigenen Coachings, die ich mir gönne, wie viel Klarheit, wie viele Aha-Momente dadurch entstehen. Es wird etwas aus dem Unterbewusstsein in das Bewusstsein geholt. Und erst danach gibt es die Möglichkeit, etwas zu verändern.

Wenn diese Fragen die Schlüssel wären, den Partner anzuziehen, der für dich wirklich stimmig ist, würdest du das wählen?

▷ Transformierende Fragen:

Welche Energie, welcher Raum und welches Bewusstsein können du und dein Körper sein, um im Einklang mit dir und dem zu sein, was stimmig für dich ist. Alles, was dem entgegensteht, zerstörst und unkreierst Du das jetzt? Ja?

Welche verfeinerten Bewertungen wählst du, die dich daran hindern, die Beziehungen zu wählen, die du wählen könntest? Alles, was das ist, zerstörst und unkreierst Du das jetzt? Ja?

Was hast du so vital, real und wichtig bezüglich deiner Definitionen über Beziehungen gemacht, die verhindern, eine neue Realität in Bezug auf Beziehungen zu kreieren? Alles, was das ist, zerstörst und unkreierst Du das jetzt? Ja?

Alles, was du tust, um zu beweisen, dass du gut bist, obwohl du tatsächlich schlecht zu anderen bist, zerstörst und unkreierst Du das jetzt? Ja?

Für wie viele deiner Bewertungen hast du innerlich keine Erlaubnis, die du somit versteckst, obwohl sie ständig wirken und das kreieren, was du vermeiden möchtest? Alles, was das ist, zerstörst und unkreierst Du das jetzt? Ja?

Überall da, wo du Bewertungen gewählt hast anstelle von Wahrnehmung, zerstörst und unkreierst Du das jetzt? Ja?

Was hast du so vital, real und wertvoll an all den Ausreden gemacht, die du kreierst, die festlegen, dass du keinesfalls etwas verändern kannst, und die dich davon abhalten, jenseits deiner Limitierungen dein Leben und deine Beziehungen zu gestalten? Alles, was das ist, zerstörst und unkreierst Du das jetzt? Ja?

Was ist sonst noch möglich?

9 Schwierigkeiten, Schlussfolgerungen, Kontrolle

Als mir im Jahr 2004 meine PR-Beraterin Sabine einen Vortrag als Keynote Speakerin vermittelt, freue ich mich total, in der Öffentlichkeit über Energie und Bewusstsein sprechen zu können.

Martin hat ein Video kreiert, das mit Bildern von unserer Hochzeitsreise in Kalifornien energievolle Surfer, mächtige Wellen, grün-blaue Natur und auch mich mit Tai-Chi-Übungen in aufgehender Morgensonne auf einem glatten Plateau des Berges „Mount Chesta" zeigt.

Die bewegten und bewegenden Bilder sowie die von ihm mit viel Feingespür unterlegte Musik stimmen die Zuhörer fast meditativ auf den Vortrag ein. Es liegt Spannung und Neugier in der Luft, als ich die Bühne betrete.

Auf dem Bistrotisch am rechten Ende der Bühne steht mein Laptop und davor liegt mein Konzept. Normalerweise habe ich nur Stichworte und einen roten Faden im Kopf, wenn ich spreche. Normalerweise gehe ich auf der Bühne hin und her, bewege mich, interagiere mit den Menschen. Heute ist das anders. Der gesamte Vortrag ist ausgearbeitet, Wort für Wort. Sabine hält es für wichtig, genau diesen Ablauf beizubehalten. Ich klebe am Bistrotisch, schaue immer wieder auf das Skript, bediene von hier aus die Maus zum Weiterklicken der Power-Point-Bilder. Ich fühle mich steif. Die Befangenheit wird von Minute zu Minute größer. Nur in dem Moment, als ich einen Zuhörer aus dem Publikum zu mir auf die Bühne für einen kinesiologischen Test heraufbitte, in dem Moment, wo ich weggehe von der vorgefertigten Struktur, rausfinde aus dem kontrollierten Sprechen, meinem Naturell folge, kehrt die Lebendigkeit etwas zurück. Nach kurzem Applaus verschwinde ich von der Bühne. So nie wieder!

Schwierigkeiten sind dafür da, dir zu zeigen, wann du gegen dich gewählt hast. Ich hatte in dieser Situation vollkommen gegen mich gewählt und bin der Kontrolle einer anderen Person gefolgt.

Schwierigkeiten machen darauf aufmerksam, dass du neu, anders und für dich so wählen kannst, dass eine Erweiterung dessen, was gerade ist, möglich wird, und das jenseits von Bewertungen. Du hast die Möglichkeit, alles zu verändern. Ich habe damals nach kurzer Zeit diese Zusammenarbeit beendet. Wir hatten zu unterschiedliche Ansichten.

Es ist wichtig, zu wissen, dass alles, was du irgendwann bewusst oder unbewusst gewählt hast, als Ergebnis sichtbar wird. Dinge passieren nicht einfach. Mache dir immer wieder bewusst, dass du der Schöpfer deiner Realität bist.

Frage dich:

- Was bereitet mir im Augenblick Schwierigkeiten?
- Was bewerte ich gerade als Problem oder Schwierigkeit?
- Was habe ich durch eine Entscheidung in die Wege geleitet, das mir jetzt in meiner Wahrnehmung als Schwierigkeit vorkommt?
- Wann habe ich einer Sache zugestimmt, weil es mir in dem Moment nicht so wichtig erschien, das mir jetzt, wo ich das Ergebnis oder die Auswirkungen sehe, als ein Problem erscheint?
- Wen halte ich für schwierig und auf welche Weise?

Vielleicht spürst du, wenn du einige Situationen an deinem inneren Auge vorbeiziehen lässt oder fühlend wahrnehmen kannst, dass eine als Schwierigkeit definierte Situation immer mit einer inneren Bewertung einhergeht. Was ist stattdessen möglich? Betrachte die Situation so, wie sie ist. Mache nichts hinzu, mache durch Emotionen nicht mehr daraus, als sie ist. Interpretiere nicht etwas hinein, was hätte sein können oder was noch alles passieren könnte. Und mache sie nicht kleiner oder weniger oder lächerlich.

Frage dich:

- Was genau ist das hier?
- Was habe ich nicht gesehen, das ich jetzt sehen könnte?
- Welche Möglichkeiten habe ich, das in eine andere Richtung zu verändern, die stimmig ist?
- Kann ich es selbst oder wenn nein, mit wem?
- Was ist jetzt sonst noch möglich, das davor nicht möglich war?

Was eine Schwierigkeit oder eine schwierige Situation fast unmöglich macht, zu verändern, sind Schlussfolgerungen. Eine Schlussfolgerung bedeutet meistens den Tod jeder Möglichkeit. Manifestierte Schlussfolgerungen sind feste Ansichten, die jemand zu einem Thema hat. Dieser jemand kämpft darum, dass sie richtig sind, dass er recht hat. Er oder sie will seine Meinung unbedingt bestätigt haben oder umsetzen. Eine Schlussfolgerung erkennst du daran, dass jemand sagt: „So ist es. Ich habe recht. Das geht nicht, weil ... Das geht so, weil wir bisher schon diese Erfahrung gemacht haben. Das geht nicht, weil das schon einmal probiert wurde, und da hat es auch nicht geklappt." Es gibt viele ähnliche Aussagen. Meistens kommen nach diesen

Schlussfolgerungen auch die entsprechenden Begründungen hinterher. „Ich kann nicht, weil ...", kennst du das?

Mein Erlebnis auf der Bühne hatte mich so eingefroren, dass ich tatsächlich beschloss, nicht mehr öffentlich zu sprechen. Doch tief in meinem Innersten wusste ich, dass ich es muss. So nach und nach streifte ich diese Zurückhaltung wieder ab.

Wenn du dich in deinem Umfeld mit ähnlichen Schlussfolgerungen konfrontiert siehst, oder diese selbst machst, dann kannst du dir vielleicht angewöhnen, in der Frage zu bleiben. Beispielsweise: „Aha, das ist interessant. Was ist sonst noch möglich?" Oder: „Oh prima, dass du schon etwas ausprobiert hast. Was könntest du noch versuchen?" Oder: „Was wäre, wenn wir gemeinsam einfach mal spinnen, um was anderes zu entwickeln?"

Frage dich:

- Bei welchen Themen habe ich meine feste Meinung?
- Wo bin ich bereit, schnell eine Schlussfolgerung zu machen?
- In welchen meiner Lebensbereiche übernehme ich Schlussfolgerungen von anderen?
- Wie könnte sich mein Leben verändern, wenn ich keine Schlussfolgerungen mehr vornehme?
- Welche Schlussfolgerung will ich auf keinen Fall aufgeben?

Ich hatte über viele Jahre hinweg den Satz in mir: „Immer muss ich alles selbst machen." Wow, das war eine intensive Schlussfolgerung. Und so war es dann auch. Eine sich selbst erfüllende

Prophezeiung. Und wenn dann doch mal jemand kam, um Hilfe anzubieten, was hatte ich dann wohl als Antwort parat? „Danke, ich schaffe das schon."

Und hier kommt dann oft die Kontrolle ins Spiel. Kontrolle ist das, was wir tun, um Situationen durch feste Meinungen und Vorstellungen so zu beeinflussen, wie wir sie gerne hätten. Oder wir spüren, dass uns jemand anderer kontrollieren will. Oftmals ist dann die Reaktion Ablehnung, Rückzug, Widerstand gegen alles, was aus der Richtung dieser Person kommt.

Wenn wir uns im Kontrollmodus befinden – ob wir nun selbst die Kontrolle ausüben oder Widerstand gegen Kontrolle haben –, dann schneiden wir uns selbst erneut vom Empfangen ab. Wir können das, was wir eigentlich haben wollen, nicht bekommen, weil wir durch die Festigkeit der Kontrolle oder des Widerstandes gegen Kontrolle unsere Wahrnehmung für Möglichkeiten abgeschaltet haben.

Als ich mich auf der Bühne durch das ausgearbeitete Skript und den Standort mit dem Bistrotisch selbst in die Kontrolle hineinmanövriert hatte, verschwand meine Wahrnehmung, meine Sensorik für das Publikum. Ich war dumpf und nicht empfänglich für Signale, die ich sonst auf den Gesichtern lesen kann. Und daher reagierte ich auch nicht lebendig darauf, wie es sonst spontan geschieht, wenn ich frei spreche. Die Kontrolle, genauso zu sprechen, wie ich es aufgeschrieben hatte, zerstörte das, was ich am meisten liebe.

Frage dich:

- Was kontrolliere ich und wozu?
- Wo glaube ich, ohne Kontrolle zu versagen?
- Was möchte ich in meiner Partnerschaft kontrollieren?
- Was kontrolliere ich bei meinen Kindern, Freunden, Verwandten?
- Wo und wann fühle ich mich kontrolliert? Von wem?
- Was macht diese Kontrolle mit mir?
- Wie reagiere ich auf Kontrolle?

▷ Transformierende Fragen:

Welche Energie, welcher Raum und welches Bewusstsein können du und dein Körper sein, um jederzeit außer Kontrolle, außer Linearität, außer Konzentrizität und in völliger Leichtigkeit das kreative Chaos zu sein, das du wirklich bist? Alles, was das verhindert, zerstörst und unkreierst Du das jetzt? Ja?

Was hast du so vital, wertvoll und real an den Schlussfolgerungen gemacht, die dich daran hindern, die Möglichkeiten zu sehen, die du wählen könntest? Alles, was das ist, zerstörst und unkreierst Du das jetzt? Ja?

Welche Schwierigkeiten kreierst du, um dir zu beweisen, dass du in der Lage bist, alle Schwierigkeiten zu lösen, die sich dir vermeintlich in den Weg stellen? Alles, was das ist, zerstörst und unkreierst Du das jetzt?

10 Kreativität und Lebensformen

Auf meinem Sideboard steht ein Buch mit einem prachtvollen Einband, wie ein Bild an die Wand gelehnt. Es ist die in 1996 in Deutsch erschienene Erstausgabe von „Sacred Mirrors – Die visionäre Kunst des Alex Grey". Enthalten sind beeindruckende farbige, mystische Bilder über das Menschsein, die aus inneren Bildern und Visionen entstanden sind. Und gerade heute, wo ich dieses Kapitel schreibe, lese ich in dem Schweizer Psi-Journal ein Interview mit dem 1953 in USA geborenen Künstler Alex Grey, übersetzt von Sabin Sütterlin. Was für ein Zufall!

Alex Grey wird gefragt: „Kannst du den Lesern einen Rat geben, wie sie ihr eigenes kreatives Potenzial erwecken können?" Alex Grey: „Kreativität ist überhaupt nicht selten. Jeder ist kreativ. Du kannst ihr nicht entrinnen, denn sie ist alles, was passiert." Und an einer anderen Stelle: „Wenn es nur EINEN gibt, und das sind wir alle, dann sind wir die kreative Kraft, die das Universum am Tag eins hervorgebracht hat. Wir sind eins mit dieser Kraft."

Vielleicht möchtest du dich fragen:

- Was möchte ich heute kreieren?
- Was könnte ich erfinden, das vor mir noch niemand erfunden hat?
- Welches Buch, welcher Film, welche Musik ist Inspiration für mich?
- Welche Idee möchte ich weiterverfolgen?
- Mit wem könnte ich mich zu einem Gespräch verabreden?
- Welcher göttliche Funke möchte sich durch mich manifestieren?

- Was ist meine kreative Kraft?
- Was habe ich mich bisher nicht getraut, auf Papier zu bringen oder anderweitig auszudrücken?
- Was wäre, wenn ich in einem Tanzkurs, einem Schreibkurs, einem Malkurs, einem Kochkurs, einem Gesangsunterricht meiner Kreativität Ausdruck verleihen würde?
- Was würde mir wirklich Spaß machen, neben all meinen sonstigen Tätigkeiten, zu erschaffen?
- Womit könnte ich mich heute selbst überraschen?

Und was bedeutet es: Lebensformen?

Als ich im Mai 2015 in Australien bei Gary Douglas die Foundation besuchte, kamen wir auch auf das Thema der Kreativität. Er empfahl, alle Ideen und Gedanken in einem eigens dafür verwendeten Journal oder Notizbuch aufzuschreiben. Alles, was dir einfällt. Alles, was ein Projekt werden könnte. Eben alles.

Einige Tage später waren Martin und ich dann in Neuseeland. Wir gehen am Hafen entlang. Ich bekomme den Impuls, in einen großen Touristik-Shop zu gehen. Martin fragt: „Was willst du denn da?" „Mir mein Kreativbook kaufen", grinse ich. Gesagt, getan. Bereits am Abend sind schon einige Ideen darin festgehalten.

Zwei Tage später sitze ich wieder bei Gary im Kurs „Choice of Possibilities".

„Gary?" – ich getraue mir, das Mikrofon zu nehmen – „Gary?"
Gary: „Ja?"
Ich: „Gary, ich habe mir ein Ideenbuch gekauft und schon sehr viel niedergeschrieben."

Gary: „Oh, gut!“
Ich: „Ja aber, es sind so viele Ideen, dass ich gar nicht weiß, wann ich das alles und wie ich das alles machen soll???“
Gary: „Das ist eine Schlussfolgerung. Zu viele Ideen, das schaffe ich nicht. Und wo endest du dann?“
Ich: „Ja, dann mache ich gar nichts.“
Gary: „Korrekt.“
Ich: „Also, was kann ich anders tun?“

Gary: „Jede Idee, die du aufschreibst, jedes Projekt, das du beginnst, ein Buch, das du schreiben möchtest, ein Lied, das du komponieren möchtest, alle diese Ideen haben ihre eigene Lebensform. In dem Moment, wo du sie erdenkst, haben sie ihr Eigenleben. Also frage sie, wann sie entstehen möchten. Du kannst sie fragen, wann der beste Zeitpunkt für sie ist. Du kannst sie fragen, wann sie geschrieben werden möchten, wenn es sich um ein Buch oder ein Theaterstück handelt. Dann kann es sein, dass du mehrere Tage hintereinander damit einige Zeit verbringst. Plötzlich kommen sie aber nicht mehr in den Fokus, sagen nicht, dass du daran weiterarbeiten sollst. Dann ist dafür Pause angesagt. Vielleicht, weil du dazwischen neue Informationen bekommen wirst oder ein anderes Projekt für mehrere Tage Vorrang hat. Höre einfach auf das, was die Projekte oder Ideen dir sagen.“

Und seit dieser Zeit mache ich das genauso. Manchmal habe ich das Gefühl, ich platze vor lauter Ideen. Dann denke ich, wo ist mein Kreativbook? Und hinein mit den Ideen. Ich werfe täglich einen Blick hinein und bin in Kommunikation mit ihnen. So entsteht irgendwie eins nach dem anderen und doch vieles gleichzeitig und parallel.

Was könnte dir hilfreich sein, deine eigene Kreativität noch mehr zur Geltung kommen zu lassen?

▷ Transformierende Fragen:

Was hast du so vital, real und wichtig an der Vorstellung gemacht, dass du immer nur eines nach dem anderen machen könntest, dieses erst abschließen müsstest, bevor du etwas Neues beginnst? Alles, was das ist, zerstörst und unkreierst Du das jetzt? Ja?

Überall da, wo du dich von anderen hast überzeugen lassen, dass du nicht kreativ bist, und dich deshalb nicht getraust, einfach aus der Lust heraus etwas auszuprobieren, bist Du bereit, das zu zerstören und zu unkreieren? Ja?

Überall da, wo du glaubst, du brauchst etwas erst gar nicht zu beginnen, weil du nicht genug darüber weißt oder du sowieso nicht perfekt genug bist, und du es sowieso nicht zu Ende bringen wirst, bist Du bereit, das zu zerstören und zu unkreieren? Ja?

Welche Energie, welcher Raum und welches Bewusstsein können du und dein Körper sein, um völlig offen Impulse zu empfangen, aus diesen zu wählen, was du umsetzen möchtest, und dies zu tun? Alles, was dich davon abhält, bist Du bereit, das zu zerstören und zu unkreieren? Ja?

Was wäre, wenn jedes Hindernis, das sich dir zeigt, eine Möglichkeit ist, deine Kreativität zu entwickeln und neue Wege zu wählen? Alles, was dich davon abhält, zerstörst und unkreierst Du das jetzt? Ja?

11 Fragen am Morgen

Was wäre, wenn du am Morgen schon mit Elan, Freude und Leichtigkeit den Tag beginnen könntest? Neugierig auf das, was kommt, auf das, was du kreieren wirst? Auf Menschen, denen du begegnen wirst? Was kannst du heute alles gestalten?

Manchmal, so kurz vor dem wirklichen Aufwachen, räkle ich mich noch im Bett. Dehnen, strecken. Dann komme ich mir vor wie eine Katze, aus dem Schlummer erwacht, alle Glieder neu aufweckend. Und dann tauchen Fragen in mir auf:

- *Wer oder was möchte ich heute sein?*
- *Welche genialen Ideen und Gedanken werde ich heute zu Papier bringen?*
- *Was kann ich für mich tun, um in einer hohen Energie zu sein?*
- *Wen liebe ich, und wer liebt mich?*
- *Was ist heute alles möglich, was ich noch nicht erdacht habe?*

Um die positive Stimmung in dir noch mehr anzuregen, kannst du auch Sätze singen oder wie ein Mantra chanten. Zum Beispiel:

- *Welches Leuchten werde ich heute in die Welt bringen?*
- *Welche göttlichen Eingebungen bringen mich jetzt voran?*
- *Welcher Zauber wird sich mir heute zeigen?*
- *Universum, welche Wunder kannst du mir heute bringen?*

- *Welche schönen Erfahrungen und Erlebnisse werde ich heute empfangen?*
- *Wie wird es sich heute zeigen, welche großartige Beziehung ich zu mir selbst habe?*
- *Wie werde ich heute Freude und Leichtigkeit erleben?*
- *Was würde es brauchen, um all das zu erschaffen, was bereits in mir darauf wartet, erschaffen zu werden?*
- *Wie kann ich die heutigen Herausforderungen leicht und elegant bewältigen?*
- *Welche Fragen werde ich heute stellen, um dem Ganzen eine neue Wendung zu geben?*
- *Welche unendlichen Möglichkeiten werden mir heute entgegenkommen?*
- *Was kann ich heute wählen, das meine Möglichkeiten vergrößert?*

12 Fragen und Klärung am Abend

Wenn wir schon im Bett liegen, fragt mich Martin manchmal: „Was war heute das Schönste für dich?"

Ich warte einen Moment und fühle dann Bilder in mir aufsteigen von dem, was mich bewegt hat. Das intensive Gespräch mit ihm auf der Couch. Unser anschließendes Verschmelzen miteinander. Der Anruf eines Kunden mit einer erfreulichen Geschichte. Ein transformatorisches Coaching. Mein Spaziergang im Wald, bei dem ich einem Reh beim Grasen zusehe …

Was auch immer es war, es beendet diesen Tag mit einem angenehmen, leichten Gefühl.

Was könntest du dich fragen?

- Was war heute besonders?
- Was ist heute so richtig gut gelungen?
- Was war eine inspirierende Begegnung?
- Wer oder was hat mich zum Lachen gebracht?
- Wofür bin ich dankbar?
- Was habe ich heute kreativ bewältigt?
- Wenn ich den vergangenen Tag nochmals durchleben würde, was würde ich wählen?
- Was würde es brauchen, um eine bestimmte Situation dieses Tages leichter erleben zu können?
- Mit welcher Magie könnte es einen Fortschritt in einem bestimmten Thema geben?
- Auf welche Weise könnte sich ein Problem auf elegante Weise auflösen?

Und was noch …?

Und um alle sonstigen anhaftenden Energien los zu lassen, die mein Unterbewusstsein beschäftigen könnten, spreche ich noch einige Klärungssätze:

- *In welchem lang andauernden anspruchsvollen Projekt war ich heute tätig, mit Fortschritten und Rückschlägen? Alles, was das ist, zerstöre und unkreiere ich jetzt.*
- *Was hat mich heute verletzt? Alle Energien, die ich hier spüre, alle Gefühle, die ich selbst dazu gebe, zerstöre und unkreiere ich jetzt.*
- *Wen habe ich heute fremd oder feindselig erlebt? Alle diesbezüglichen Interpretationen, Schlussfolgerungen oder Festlegungen zerstöre und unkreiere ich jetzt.*
- *Was würde ich beim nächsten Mal anders machen? Alles, was das nicht erlaubt, zerstöre und unkreiere ich jetzt.*
- *Alle Energien, Gedanken und Gefühle, die mich unbewusst an Themen von Familie, Klienten, Freunden oder sonstige Begegnungen des Tages anhaften lassen, zerstöre und unkreiere ich jetzt.*
- *Welche Energie, welcher Raum, welches Bewusstsein können ich und mein Körper sein, um diese Nacht vollkommen tief zu schlafen und völlig regeneriert aufzuwachen? Alles, was das verhindert, zerstöre und unkreiere ich jetzt.*

Was könntest du dich fragen?

13 Das Clearingstatement - der Löschungssatz

(Übersetzung aus dem Englischen Buch:
„The Ten Keys To Total Freedom"
von Gary M. Douglas und Dr. Dain Heer)

In Access Consciousness benutzen wir einen Löschungsprozess, um Blockaden und Limitierungen zu zerstören und zu unkreieren.

Hier ist eine kurze Erläuterung, wie dieser Prozess funktioniert: Die Basis des Universums ist Energie. Jedes Partikel des Universums hat Energie und Bewusstsein. Es gibt keine gute Energie oder schlechte Energie; es gibt nur Energie. Es ist nur deine Wertung, das etwas gut oder schlecht macht. Energie ist auf Anfrage präsent, variabel und veränderbar. Es ist die Substanz, durch die Transformation geschieht. Alles, was du sagst, alles, was du denkst und alles, was du tust, generiert das, was in deinem Leben passiert. Was immer du wählst, das veranlasst die Energie des Universums, die Energie des Bewusstseins, aktiv zu werden – und das zeigt sich als dein Leben. So zeigt sich dein Leben in diesem Augenblick.

Der Zeitpunkt der Kreation, der Zeitpunkt der Zerstörung.

Jede Limitierung, die wir haben, wurde durch uns durch alle Zeit, allen Raum, alle Dimensionen und Realitäten erschaffen. Es beinhaltet eine Wertung oder eine Entscheidung oder eine Sichtweise. Wie und warum die Limitierung entstand, spielt keine Rolle und auch ebenso wenig irgendein anderer Teil ihrer Geschichte. Wir müssen nur wissen, *dass* es kreiert wurde. Wir nennen das den Zeitpunkt der Kreation (POC = Point of Creation). Der Zeitpunkt der Kreation beinhaltet energetisch alle Gedanken, Gefühle und Emotionen, die unmittelbar vor der getroffenen Entscheidung da waren, die Bewertung oder die Sichtweise, die wir eingenommen haben.

Es gibt ebenfalls einen Zeitpunkt der Zerstörung. Der Zeitpunkt der Zerstörung (POD = Point of Destruction) ist der Moment, in dem wir durch das Treffen einer Entscheidung oder das Annehmen einer Position, die auf eine limitierte Sichtweise beruhte, unser Sein zerstört haben. Wir versetzen uns buchstäblich selbst in ein zerstörtes Universum. Ebenso wie bei dem Zeitpunkt der Kreation beinhaltet der Zeitpunkt der Zerstörung energetisch die Gedanken, Gefühle und Emotionen, die unmittelbar vor der destruktiven Entscheidung vorhanden waren.

Wenn du eine Frage nach einer Blockade oder Limitierung stellst, dann rufst du die Energie auf, die damit eingeschlossen ist. Mit dem Löschungssatz (Clearingstatement) kannst du dann die Blockade oder Limitierung (ebenso wie die Gedanken, Gefühle und Emotionen, die damit verbunden sind) zerstören und unkreieren. Der Löschungssatz (Clearingstatement) erlaubt dir, energetisch diese Dinge ungeschehen zu machen, so dass du eine andere Wahlmöglichkeit hast.

The Clearing Statement – Der Löschungssatz

Everything that is, times a godzillion, destroy and uncreate it all. Right and wrong, good and bad, POD and POC, all 9, shorts, boys and beyonds."

- Anmerkung der Autorin und Übersetzerin dieser Seiten:

Das Clearing Statement wird immer ab „right and wrong" in Englisch gesprochen. Hier jedoch eine Kurzform einer möglichen Übersetzung, um es deinem Verstand etwas zu erleichtern.

Alles, was das ist, mal Gottzillion (also unendlich), zerstöre und unkreiere es alles. Richtig und falsch, gut und schlecht, Punkt der Zerstörung und Punkt der Kreation, alle 9 Schichten von den Dingen, die wir klären, das Bedeutende daran, geschlossene Sphären, verfestigte Gefühle und Schrecken.

Du musst das Clearing Statement nicht verstehen, damit es funktioniert. Aber wenn du mehr darüber wissen möchtest, kannst du dies im Buch „The Ten Keys To Total Freedom" im Glossar nachlesen. Auch werden die Bedeutungen in dem Grundseminar Access Bars® ausführlich erläutert.

Weiter aus dem Buch:

„Mit dem Clearing Statement geben wir dir keine Antworten oder versuchen, deinen Verstand oder deine Meinung zu verändern. Wir wissen, dass das nicht funktioniert. Du bist die Einzige oder der Einzige, der die Sichtweisen aufschließen oder lösen kann, die dich gefangen halten. Was wir hier anbieten, ist ein Werkzeug, das du benutzen kannst, um die Energie von Sichtweisen zu verändern, die dich in unveränderbare Situationen eingeschlossen haben.

Um das Clearing Statement zu benutzen, stellst du einfach eine Frage, die so formuliert ist, dass sie die Energie dessen, in das du eingeschlossen bist, hervorbringt, einschließlich all dem Mist, das darauf aufgebaut wurde, oder was dahinter versteckt ist, dann sagst oder liest du das Clearing Statement, um die Limitierung zu klären und zu wandeln. Je mehr oder je öfters du das Clearing Statement sagst oder liest, desto tiefer geht es und desto mehr Lagen und Ebenen kann es für dich aufschließen. Es kann sein, dass du Prozesse häufig wiederholen möchtest, bis das adressierte Thema kein Problem mehr für dich ist.

Wie funktioniert dieser Klärungs-Prozess?

Wenn du eine Frage stellst, wird diese eine Energie hervorrufen, die du wahrnehmen kannst. Es ist nicht notwendig, auf diese Frage eine Antwort zu finden. Wahrscheinlich wird die Antwort tatsächlich nicht in gesprochenen Worten zu dir kommen. Sie kann als Energie zu dir kommen. Du wirst möglicherweise auch nicht kognitiv wissen, was die Antwort auf diese Frage ist. Es spielt keine Rolle, wie die Wahrnehmung zu dir kommt. Frage einfach die Frage und dann kläre die Energie mit dem Clearing Statement:

> *Alles, was das ist, mal Gottzillion, zerstörst und unkreierst du das alles? (Sage hier „ja" laut oder gedanklich, aber nur, wenn du es wirklich meinst.) Right and wrong, good and bad, POD and POC, all nine, shorts, boys and beyonds.*

Das Clearing Statement scheint wortwörtlich unsinnig zu sein. Es ist so gewählt, um deinen Verstand auszuschalten, so dass du sehen kannst, welche Wahlmöglichkeiten du hast. Wenn du alles mit deinem logischen Verstand erklären und bearbeiten könntest, dann würdest du bereits alles haben, was du dir wünschst. Alles, was dich davon abhält, das zu haben, was du dir wünschst, ist nicht logisch. Es sind die verrückten Sichtweisen, die du zerstören möchtest. Das Clearing Statement ist dazu gedacht, alle Sichtweisen zu frittieren, die du hast, so dass du von deiner Wahrnehmung aus und deinem inneren Wissen heraus funktionieren kannst. Du bist ein unendliches Wesen, und du, als ein unendliches Wesen, kannst alles wahrnehmen, alles wissen, alles sein und alles empfangen. Nur deine Sichtweisen kreieren die Limitierungen, die dich stoppen.

Mach diesen Prozess nicht bedeutsam oder bedeutungsvoll. Du klärst lediglich Energien und Sichtweisen, Limitierungen oder Wertungen, die du kreiert hast. Du kannst das ganze Clearing Statement benutzen, so wie wir es dir hier gegeben haben, oder du kannst einfach sagen: POD and POC und alles, was ich in dem Buch gelesen habe.

Erinnere dich: Es geht um Energie. Gehe mit der Energie davon. Du kannst nichts falsch machen. Du wirst vielleicht herausfinden, dass du anders funktionierst, als Resultat dieses Prozesses. Versuche es. Es könnte alles in deinem Leben verändern."

Lese oder spreche das Clearing-Statement nach jeder transformierenden Frage, um das Thema tiefer zu bearbeiten.

Hier ist der Zugang zu einem Erklärungsvideo von mir über das Clearing Statement:
https://www.youtube.com/watch?v=pi5L2zvPLhk

Dank

Ich bin voller Dankbarkeit für Martin, meinen Mann. Du bist für mich Partner, Liebhaber, Freund, kreative Quelle und ständiger Förderer, sowie manchmal auch Geburtshelfer meines Wunsches, mich auszudehnen, auszudrücken, zu wandeln und die Freiheit zu er-leben.

Mein Dank geht auch an wertvolle Weggefährten und Impulsgeber: Dr. Thomas Ortner, Meister Mantak Chia, Anthony Robbins, Gary M. Douglas und Dr. Dain Heer. Euer Dasein hat mein Leben verändert und bereichert.

Sehr dankbar bin ich auch für meine Schwestern Dagmar Barth, Karla Schellhammer und Gabriele Nimsky-Magnussen. Der Austausch mit euch ist immer wertvoll für mich.

Danke an Peter Hörnstein. Du bist der Fels in der Brandung und hältst mir in unserem Büro den Rücken frei. Deine Begeisterung und dein Engagement tragen dazu bei, dass all diese kreativen Ideen in diese Realität kommen.

Was ist sonst noch möglich?

Anhang

Wie geht es jetzt weiter? Was wäre, wenn du dir zusätzliche Möglichkeiten holst, dein Leben noch leichter werden zu lassen?

Bei folgenden Events kannst du zusammen mit mir und Martin deinen Weg gehen und dich weiter befreien:

Coaching – für dich selbst, als Paar oder im Team

Manche Stimmen behaupten, dass man nur wollen müsse, um aus einem Schlamassel herauszukommen oder ein bestimmtes Ziel zu erreichen.

Doch es gibt Situationen oder Begegnungen mit anderen Menschen, in denen wir gebremst sind, uns nicht wohl fühlen, unnötige Fehler machen, Verluste einfahren oder nicht weiterwissen. Und dann geht es auch mit bestem Willen nicht voran, und auch nicht mit Anstrengung, obwohl man sich doch so bemüht hatte.

Kommt hier das Coaching mit uns in Betracht?

Coaching üben wir in der Kunst des wertschätzenden Begleitens aus. Äußere Hemmungen und innere Erlebnisse bekommen Raum, ausgesprochen und neu betrachtet zu werden. Körpersprache, Empfindungen, unterschwellige Gedanken und Träume, Fragen und Feedback bringen uns auf die Spur sinnvoller Zusammenhänge und neuer Lösungswege.

Die Besonderheit der jeweils einzigartigen Situation eines Klienten oder einer Klientin wird wahrgenommen und ein angemessenes, hilfreiches Setting geschaffen, in welchem Einsicht, Stärkung, Veränderung geschieht.

Als Verstärkung der in diesem Buch beschriebenen Fragen kannst du oder könnt ihr neue Perspektiven ausprobieren und die dabei gemachten Erfahrungen zusammen mit uns gesund und zukunftsorientiert einordnen. So kommt es zu Klärungen, neuen Chancen und Veränderungen. Ein neues, umfassenderes Bewusstsein entsteht, mit dem anders gedacht, empfunden und gehandelt wird.

Seminare von Access Consciousness

Das Basisseminar von Access Consciousness ist das „Ausbildungsseminar Access Bars®"

Die Access Bars® sind der energetische Schlüssel, um jene Veränderungen, die du dir für dein Leben wünschst, mit Leichtigkeit und Anmut zulassen und umsetzen zu können. Und das, indem du weniger „tust", sondern mehr ins „Sein" kommst. Das Erlernen dieser Methode führt dich genau zu diesem Ziel. Beate und Martin Nimsky vermitteln, wie du die Access Bars® für verschiedene Lebensbereiche anwendest, um sie selbst zu empfangen und bei einer anderen Person anzuwenden. Mögliche Themen sind z.B. Heilung, Kontrolle, Kommunikation, Kreativität, Altern, Sexualität, Geld und mehr.

Es ist ein aufbauender und entspannender Prozess, alle Begrenzungen hinter dir lassen zu können, die du verändern willst.

Hier ein Link zu einem Erklärungsvideo von Beate über die Bars:
https://www.youtube.com/watch?v=Ija7GFrtL3Y

Seminarbeschreibungen und Termine findest du unter:
http://www.nimsky.de/access-bars/

Das Access Consciousness Aufbauseminar „Die Foundation"

Dieser Kurs löscht die Grundlage der Begrenzung, von der aus du geglaubt hast, leben zu müssen, als ob du keine andere Wahl hättest! Indem du dir deine Lebensthemen aus einer völlig anderen Perspektive anschaust, wird es leicht, alles zu verändern.

Du wirst die Bedeutung des Satzes „Was ist sonst noch möglich?" neu entdecken. Deine Wahrnehmung für dich und dein Umfeld erhöht sich, was bedeutet, unendlich mehr Möglichkeiten zu erkennen.

Du bekommst Werkzeuge an die Hand, die dir erlauben, alles zu verändern, das für dich in deinem Leben nicht funktioniert. Deine Beziehungen verbessern sich, einschließlich der schwierigen (inklusive der Beziehung mit dir selbst), da sich die Fähigkeit des Integrierens an Stelle des Widerstandes enorm erweitert.

Es werden Körperprozesse integriert, die dem Zellbewusstsein helfen, hinderliche Informationen loszulassen und in mehr Leichtigkeit im Leben zu sein. Dinge, die sonst gestört oder geärgert haben, spielen plötzlich keine Rolle mehr.

Seminarbeschreibung und Termine findest du unter:
http://www.nimsky.de/veranstaltungen/access-consciousness/die-foundation/

Aufbauseminar nach einem Access-Bars®-Kurs: „Access The Body" – Entdecke die Großartigkeit deines Körpers

Wenn du beginnst, das Verhältnis zum eigenen Körper zu verändern, dann verändert sich auch die Beziehung zu deinem restlichen Leben. Die Access-Body-Prozesse sind darauf ausgelegt, einen Dialog mit deinem Körper zu öffnen und eine Verbindung in dir selbst zu erschaffen, die es erlaubt, deinen Körper zu genießen, anstatt gegen ihn anzukämpfen.

In diesem Seminar werden verbale Prozesse und Handauflege-Techniken eingesetzt, um Spannungen, Widerstände und energetische Blockaden im Körper zu lösen.

Seminarbeschreibung und Termine findest du unter:
http://www.nimsky.de/veranstaltungen/access-consciousness/access-the-body/

Fragen jeglicher Art kannst du an uns richten:

nimsky Institut für intrinsische Kompetenz

E-Mail: *institut@nimsky.de*
Tel: +49 7266 915390
www.nimsky.de

Buchempfehlungen:

Wir haben eine Seite eingerichtet, von der aus alle empfohlenen Bücher mit einem direkten Link zu den Inhalten versehen sind: *www.nimsky.de/Buchempfehlungen*

The Ten Keys To Total Freedom – Gary M. Douglas und Dr. Dain Heer

Divorceless Relationship – Gary M. Douglas

Sei du selbst und verändere die Welt – Dr. Dain Heer

Die Feinstoffliche Erweiterung unseres Weltbildes – Dr. rer. nat. Klaus Volkamer

Intrinsische Kompetenz – Sie haben es in sich – Beate und Martin Nimsky